DOCTEUR CARNET

LE

TRAITEMENT

A

VICHY

RENSEIGNEMENTS
CONSEILS MÉDICAUX

NOMS DES MÉDECINS CONSULTANTS A VICHY.

MALADIES TRAITÉES A VICHY.

COMMENT AGISSENT LES EAUX DE VICHY.

QUELLES SOURCES CONVIENNENT
A CHAQUE MALADIE.

COMMENT FAUT-IL PRENDRE LES EAUX
ET LES BAINS.

LE TRAITEMENT

A VICHY

Te 163
1943

DOCTEUR CARNET

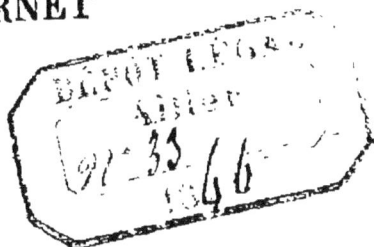

LE

TRAITEMENT

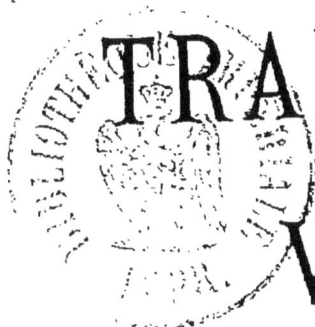

A

VICHY

RENSEIGNEMENTS
CONSEILS MÉDICAUX

NOMS DES MÉDECINS CONSULTANTS A VICHY.

MALADIES TRAITÉES A VICHY.

COMMENT AGISSENT LES EAUX DE VICHY.

QUELLES SOURCES CONVIENNENT

A CHAQUE MALADIE.

COMMENT FAUT-IL PRENDRE LES EAUX

ET LES BAINS.

CE VOLUME CONTIENT

LES RENSEIGNEMENTS SUIVANTS

~~~~~~~~~~

VOYAGE

—

VICHY est situé à peu près au centre de la France : il est en communication directe par le chemin de fer du Bourbonnais, avec l'ensemble du réseau des chemins de fer; cette position est des plus heureuses pour la facilité du voyage.

Voici le prix du voyage des principales villes de France à Vichy.

	1re cl.	2e cl.	3e cl.
Amiens................	55 55	41 65	30 55
Angers...............	52 20	41 40	30 40
Arras................	62 40	46 80	34 45
Avignon..............	44 45	33 35	24 45
Bayonne.............	80 85	60 65	43 55
Besançon........	48 50	36 35	26 65
Bordeaux........	57 55	43 20	30 75
Boulogne............	69 35	52 ,	38 20
Calais...............	77 50	58 10	42 65
Cette................	58 60	43 95	32 20
Cherbourg...........	82 45	61 80	45 35
Dieppe...............	63 40	47 55	34 90
Dunkerque...........	75 05	56 25	41 30
Grenoble............	33 50	25 10	18 40
Le Hâvre........	66 45	49 80	36 55
La Rochelle.........	69 30	51 95	38 ,
Lille.................	68 90	51 65	37 90
Lyon.............	19 40	14 55	10 65
Marseille.......	58 ,	43 50	31 90
Metz.................	84 80	63 60	46 65
Montpellier.........	55 55	41 65	30 55
Mulhouse............	64 75	48 55	35 60
Nantes..........	64 95	48 70	35 75
Nice.................	83 10	62 35	45 70
Nîmes...............	49 95	37 45	27 45
Paris............	40 90	30 65	22 50
Poitiers.............	53 60	40 20	29 40
Reims...............	58 80	44 05	32 35
Rouen...........	56 15	42 05	30 90
Strasbourg.....	76 85	57 65	42 25
Toulon..............	65 50	49 15	36 05
Tours...............	43 45	32 55	23 90

ARRIVÉE

—

Ce Malade, arrivant à Vichy pour y suivre le traitement, est engagé à se rendre aussitôt à l'Établissement thermal et à se faire inscrire au Bureau d'Inscription.

Ce Bureau est placé dans la grande galerie, près la source de la *Grande-Grille* : il est ouvert, pendant tout le temps du service des bains, pour les lettres et tous les renseignements qui pourraient être demandés (1).

Le nom et la résidence du Malade, qui se fait inscrire au Bureau, paraissent le lendemain dans la *Liste des Étrangers de Vichy*. On ne saurait donc trop recommander la plus grande exactitude dans les noms; le mieux est de donner une carte de visite.

Après l'inscription, le Malade doit s'adresser aux Chefs-baigneurs, qui lui indiqueront quelles sont les séries disponibles et à quelle heure il pourra venir chaque jour prendre son bain.

(1) En se faisant inscrire, le Malade prend un certain nombre de cachets de bain, en général 20 ou 25 : en effet, le traitement thermal consiste, d'habitude, à prendre un bain *tous les matins*, et cela pendant trois semaines.

Nous indiquerons, pages 24 et suivantes, le prix de ces cachets de bain.

NOTICE SUR VICHY

ICHY est situé dans le département de l'Allier, à 360 kil. de Paris (ligne de Lyon-Bourbonnais) : trajet direct de tous les points de la France.

La ville est située dans un vallon, sur la rive droite de l'Allier.

Les environs, décrits avec enthousiasme par Fléchier, Madame de Sévigné, Chateaubriand, sont des plus charmants : collines et coteaux couverts de vignes et d'arbres fruitiers ; frais ruisseaux, ombragés de peupliers et de saules, serpentant dans des vallées plantureuses, au milieu de vertes prairies ; habitations rustiques, où respire l'aisance ; partout, de tous côtés, une Nature riche, fertile, douce et tranquille.

L'air y est pur : il ne peut guère en être autrement d'ailleurs, la Ville étant située sur la rive d'un grand cours d'eau, l'Allier, qui serpente majestueusement au milieu d'une large vallée.

Les thermes de Vichy paraissent avoir été connus et exploités depuis une époque fort reculée · les antiquités, les poteries, découvertes tout récemment dans les travaux du chemin de fer et dans le tracé des nouveaux boulevards, récemment encore près le cimetière, indiquent le séjour prolongé des Romains dans cette station thermale.

Henri IV institua, en 1603, les premières inspections thermales de Vichy.

Vers 1614, un Couvent de Capucins se fonda à Vichy : mais il fut bientôt ruiné par l'affluence des malades de cet ordre, qu'ils recevaient gratis.

Vers 1700, Louis XIV créa l'Hôpital des Pauvres de Vichy, transféré plus tard place Rosalie.

Mesdames Adélaïde et Victoire de France vinrent à Vichy en 1787. Ce furent ces deux princesses qui fondèrent l'établissement actuel, qui alors ne se composait que d'une source, celle du *Puits-Carré,* mise à l'abri dans ce qu'on appelait la *Maison du Roi.*

Pendant la Révolution, le couvent des Célestins fut détruit : il n'en reste plus que la partie réunie aujourd'hui à la Source des Célestins.

Napoléon Ier, qui planta, en 1812, le vieux Parc, situé au milieu de Vichy ; Madame la duchesse d'Angoulême, M. Cunin-Gridaine, s'occupèrent successivement d'agrandir l'établissement thermal, qui fut terminé en 1829 et excita alors l'admiration universelle.

De ce passé, il nous reste le vieux Vichy, avec ses rues étroites, montueuses, mal pavées ; nous y signalerons surtout :

L'Église paroissiale placée sous le vocable de *Saint-Blaise.* Elle remonte au XVe siècle et faisait partie du château. Elle n'a rien de remarquable, si ce n'est une Vierge nègre que l'on sort processionnellement une fois l'an, et à laquelle la tradition attache quelques miracles.

La *Chapelle Rosalie,* place de l'Hôpital, style gothique ; fréquentée pendant la saison par l'aristocratie des buveurs. Elle est desservie par les Lazaristes, qui desservent également l'hôpital militaire.

L'*Hospice civil*, construit au centre de la ville, vis-à-vis de la fontaine, en 1747, et agrandi en 1848, contient 60 lits : 30 pour les hommes et 30 pour les femmes. On parle très-sérieusement de son déplacement.

La *maison de Madame de Sévigné*, sur la route des Célestins. C'est un pavillon style Louis XIII, avec toit aigu et des croisées entourées de briques. Madame de Lamartine y a séjourné en 1848.

Mais la prospérité, l'agrandissement et les embellissements de Vichy ne datent que de quelques années.

Les visiteurs qui viendraient aujourd'hui à Vichy après une absence de quatre ans, seraient émerveillés et ne reconnaîtraient pas, dans la cité aux larges rues, aux constructions élégantes, la modeste et peu agréable petite ville qu'ils ont parcourue avant 1861.

Depuis cette époque, c'est-à-dire depuis que l'Empereur vient prendre annuellement quelques semaines de repos à Vichy, cette station thermale est entrée dans une voie de prospérité inouïe et dans laquelle elle est loin de paraître vouloir s'arrêter.

A sa première visite à Vichy, Sa Majesté fut frappée des ressources de l'Établissement thermal. L'Empereur jugea d'un coup d'œil, qu'avec ses avantages de sol, de climat, de sites, merveilleusement doté comme il est au point de vue thermal, Vichy devait être visité par les malades de toutes les nations; mais Sa Majesté comprit aussi que l'hospitalité devait être digne des hôtes attendus. Aussitôt le Souverain conçut un vaste plan d'améliorations et d'embellissements et en ordonna immédiatement l'exécution.

Sur un signe, et comme par enchantement, on créa des boulevards, on perça des rues pour rendre les com-

munications plus faciles, on planta des avenues, on im-
provisa des routes thermales aboutissant directement
aux sources ; des villas, des hôtels, des maisons de plai-
sance, des squares, des jardins, sortirent de terre ; des
promenades nouvelles furent ajoutées aux anciennes
qu'on restaura. Bref, la transformation fut complète.

Ces sacrifices ne tardèrent pas à porter leurs fruits :
la population des baigneurs s'accrut dans des proportions considérables. Ainsi, quand en 1854 on ne comp-
tait que 6,800 étrangers, la saison de 1865 en a vu plus
de 21,000 ; les revenus de la ville se sont sextuplés, et la
population normale s'est doublée.

Parmi les nouveaux établissements dus à la générosité
impériale, il faut citer d'abord l'Église nouvelle.

Construite rue de Nimes, sur les plans de MM Le-
faure et Sallard, elle est placée sous l'invocation de
sainte Eugénie. Elle est d'un bon style roman, et rappelle, par sa disposition. l'église de Saint-Menoux, près
Bourbon-l'Archambault.

La première pierre a été posée le 21 septembre 1862,
et le monument a été béni et livré au culte le 2 juillet
1865.

Vient ensuite l'Hôtel-de-Ville.

Il s'élève sur la place du Fatitot, au centre de la ville,
entre l'ancien et le nouveau parc. La première pierre a
été posée au mois de mai 1862. Son architecture est
simple. La façade a 26 mètres de large ; le bâtiment a
14 mètres de profondeur. Une belle place en quinconce,
ornée d'une fontaine monumentale, complète cet ensemble.

La ville a été également dotée d'un hôtel des postes
et d'une station télégraphique installés dans un même

bâtiment, et situés sur la place du Fatitot, sur la même ligne que l'Hôtel-de-Ville.

Par ordre de l'Empereur, un parc de 11 hectares a été conquis sur les terrains que baignait l'Allier. Ce parc, qui a pris le nom de Parc Impérial, commence aux Célestins et se prolonge jusqu'aux anciens châlets de S. M. C'est un véritable bois de Boulogne en miniature, avec grottes, cascades, rivières, massifs, etc., et qui est complété par les travaux du barrage de l'Allier.

Les limites restreintes de cette notice ne nous permettent pas d'entrer dans tous les détails des embellissements et des améliorations dus à la munificence impériale ; nous nous contenterons de les énumérer rapidement.

C'est d'abord une prise d'eau sur l'Allier, destinée à alimenter la ville d'eau potable ; le rachat du péage des ponts; l'agrandissement de l'hôpital militaire; le percement des boulevards Victoria, Napoléon, de l'Impératrice, des rues Cunin-Gridaine, Rouher, etc., de l'avenue du Prince Impérial.

Aux travaux exécutés par l'ordre de Sa Majesté, il faut ajouter ceux qui incombent à la Compagnie fermière, en vertu de la nouvelle convention avec l'État. Ces travaux, dont l'ensemble constituera une dépense de plus de deux millions, compléteront le projet d'embellissement conçu par l'Empereur.

La Compagnie, devançant les délais qui lui avaient été assignés, a presque terminé les travaux qui lui ont été imposés. C'est ainsi qu'en dix-huit mois elle a édifié le nouveau Casino, inauguré le 2 juillet 1865.

ADMINISTRATION

—

L'ÉTABLISSEMENT thermal de Vichy a été concédé en 1853, à une société devenue anonyme en 1862, et qui doit durer jusqu'en 1904.

Le siége social de la Compagnie fermière de Vichy et l'Administration sont à Paris, 22, boulevart Montmartre.

Les bureaux de l'exploitation sont à Vichy, Galerie des Sources, au premier étage : ils sont ouverts de 8 heures du matin à 5 heures du soir.

Le Conseil d'Administration est ainsi composé :

DENIÈRE, (O ✽) ancien président du tribunal de commerce de la Seine, **Président,** Régent de la Banque de France.

GERMAIN-THIBAULT, (O ✽) administrateur de la société du Crédit Industriel, **Vice-Président.**

Dr ARNAL (O ✽) médecin ordinaire de S. M. l'Empereur.

G. BONNEFONS, directeur de la Compagnie d'assurances l'*Urbaine*, **Secrétaire.**

G. CALLOU, (O ✽), administrateur du Comptoir national d'escompte.

DULONG DE ROSNAY (le comte), ✽

V. FÈRE, (✽), censeur de la Banque de France.

F. JOURDAIN.

Dr MIALHE, (✽), professeur agrégé libre à l'École de médecine, Président de la Société d'Hydrologie.

POSSOZ, (O ✽), membre de la Commission municipale du département de la Seine.

A. CALLOU. (✽), **Directeur.**

———

SERVICE ADMINISTRATIF.

M. LEROY, (O ✽), commissaire du Gouvernement près l'Établissement thermal, rue Lucas, en face la Grande-Grille.

MÉDECINS

---

*Adresses et Liste générale, par ordre alphabétique,
des Médecins exerçant à Vichy.*

MM. ALQUIÉ, (C✹), **inspecteur,** médecin consultant de
S. M. l'Empereur, rue Lucas, hôtel de l'Inspection.

BARBIER, rue Lucas.

BARTHEZ (C ✹), médecin retraité de l'hôpital militaire,
rue Montaret, 14.

CHASTRUSSE, place de l'Hôpital, maison Noyer.

CHOPARD, rue Burnol, à l'angle de la rue de Nismes.

CORNIL, maison Maymat, rue Lucas.

DAUMAS (Casimir, ✹), rue Petit, au coin de la rue Pont-
Tillard.

DUBOIS (Amable), **1ᵉʳ inspecteur-adjoint,** rue
du Pont.

DURAND (de Lunel, (O ✹), médecin en chef de l'hôpital thermal militaire, rue Alquié, n° 7.

DURAND-FARDEL (✹), inspecteur de la source d'Haute-
rire, rue du Parc, à Vichy.

GAUDIN, (✹), rue Burnol, à l'angle de la rue de Nîmes.

GOUTTEBESSIS, médecin en chef de l'hôpital civil, place
Achille Fould.

GUILLON, (✹), maison Jules-César, place des Quatre-
Chemins, en face de l'hôpital militaire.

JARDET, médecin-adjoint de l'hôpital civil, avenue de
Mesdames.

MARCEL, (✹), rue de Nismes, 18, et à Paris, rue Bergère, 25.

NICOLAS, rue de Nismes.

PUPIER, ancienne Intendance, rue Lucas.

SENAC, rue du Pont-Tillard.

WILLEMIN (✹), **2ᵉ inspecteur-adjoint,** rue
Lucas, maison Barnichon.

HOPITAL MILITAIRE.

SERVICE DE SANTÉ.

MM. DURAND (de Lunel, O ✳), médecin en chef.
DEZON, (✳), médecin-major de 1re classe.
N..., médecin aide-major de 1re classe.
VILTARD, pharmacien, aide-major de 1re classe.

SERVICE ADMINISTRATIF.

MM. BARTOLI (✳), officier comptable, directeur.
DEBEAUX, officier d'administration.
DEMOULIN,   d°
FOURNIER,   d°
PRUDHON,   d°

HOPITAL CIVIL.

MM. GOUTTEBESSIS, médecin en chef.
JARDET, médecin-adjoint.

PHARMACIENS

MM. JAURAND, pharmacien de S. M. l'Empereur, rue Lucas.
DESBREST, rue de Nismes.
LARBAUD, rue Montaret.
MERCIER, rue de Nismes.
TABARDIN, rue Burnol.

Si une personne tombe malade dans un hôtel, nous ne saurions trop conseiller de demander de suite une des *Sœurs de Bon-Secours.*

Cet établissement succursale, dont la maison mère est à Troyes, est situé rue de la *Chaume.*

Il suffit de faire prévenir Madame la Supérieure.

RENSEIGNEMENTS GÉNÉRAUX

Culte. — M. *Dupeyrat*, curé de l'église paroissiale; M. N..., aumônier de l'église de l'hospice civil. M. X.., aumônier de l'église Sainte-Eugénie.

Religion réformée. — Prières anglaises; françaises et allemandes.

Une souscription permanente est ouverte entre les mains de différents pasteurs pour l'exécution du magnifique temple en construction sur la place du Marché.

Sœurs de Bon-Secours (rue de la Chaume).
— Maison-mère à Troyes.

Les Sœurs de bon secours vont dans les hôtels, veillent et soignent les malades. Il suffit de les demander, ou de leur écrire à leur maison, rue de la Chaume à Vichy. Leurs soins attentifs et éclairés sont préférables à tous autres.

Décès. — Le service, dans tous ses détails, est organisé et tarifé par l'administration municipale. Il est placé sous la surveillance d'un employé spécial.

S'adresser au secrétariat de la Mairie pour tout ce qui concerne les mesures à prendre et les prescriptions de police.

Mairie. — Bureaux, 10 heures à 4 heures; Maire, M. *Bousquet;* adjoints MM. *Forissier* et *Mercier;* secrétaire, M. *Lafoucrière*.

Commissariat de police (à l'Hôtel-de-Ville) — Ouvert de 9 à 11 h., et de 2 à 4 h.

Bureau de poste (boulevard du Prince-Impérial). — Ouvert de 6 h. du matin à 2 h. du soir, et de 4 h. à 6. du soir.

Les dimanches et jours de fête, fermé de 10 h. à midi et de 2 h. à 4 h. du soir.

Quatre boîtes aux lettres sont placées dans la ville : 1° aux sources des Célestins ; 2° dans la galerie des sources de l'Etablissement thermal ; 3° au coin de la rue Montaret ; 4° Gare du chemin de fer.

Une boîte spéciale est installée au Casino.

Télégraphe (boulevart du Prince-Impérial). — De 7 h. du matin à 9 h. du soir.

Prix d'une dépêche de 20 mots : 2 fr. pour toute la France : 1 fr. pour le département.

Banque. — A. Butin et C°, correspondant avec les principales places de l'Europe, rue Lucas, 1, en face de l'Établissement thermal.

Vente et achat des actions de la Compagnie fermière.

Comptoir d'escompte, Gustave Pommier et C°, rue Burnol, maison Pouillien, à Vichy ; ouvert de 8 h. du matin à 4 h. du soir. Vente et achat des actions de la Compagnie fermière.

Imprimerie Wallon, près la Gare :

L'*Hebdomadaire de Vichy*, journal local, hebdomadaire ;

Le *Programme du Casino*, journal quotidien ;

La *Liste des Etrangers*, écrit périodique :

Vichy, journal gratuit d'Eaux minérales, hebdomadaire.

VOITURES PUBLIQUES

—

Les Baigneurs trouveront à Vichy un grand nombre de Voitures, très-propres, attelées d'assez bons chevaux ; en outre, de confortables omnibus de famille peuvent se louer en commun pour faire des parties de campagne dans les environs ; enfin, des chevaux de selle et des ânes sont à la disposition du public pour les promenades et les cavalcades.

Nous donnons ci-dessous le Tarif et le Règlement des Voitures et nous ne saurions trop engager les Etrangers à en exiger l'application.

TARIF DES VOITURES

(EXTRAIT DE L'ARRÊTÉ)

—

Nota. Il est conseillé à toute personne de faire le prix avant de monter en voiture.

Art. 15. — Les cochers qui stationnent sur la place devront marcher à toute réquisition, quel que soit le rang que leurs voitures occupent sur la station.

Art. 17. — Les prix à payer sont fixés ainsi qu'il suit pour la commune de Vichy :
Voiture à un cheval — 1 fr. 25 la course. — 2 fr. 25 l'heure. — 18 francs la journée. — 9 fr. la demi-journée.

Art. 18. — Après minuit, les prix fixés ci-dessus sont augmentés de moitié.

Pour les points situés dans un rayon de 13 kilomètres de Vichy, tels que l'Ardoisière, le Casino du Belvédère, la Montagne-Verte, Charmeil, les Malavaux, Hauterive, Saint-Amand et Saint-Germain-des-Fossés, les prix sont fixés ainsi qu'il suit :

Voitures à un cheval — 7 fr. la course. — 3 fr. la première heure et 2 fr. les heures suivantes. — 9 fr. la demi-journée.— 18 fr. la journée.

Art. 20. — Pour les excursions hors de la commune de Vichy, il sera tenu compte au cocher d'une heure de repos si la distance parcourue, à partir du point de départ à celui d'arrivée atteint 12 kilomètres, et 2 heures si elle atteint 16 kilomètres. Le prix de ce temps de repos est payé par le voyageur.

Art. 21. — La journée est fixée à douze heures, y compris deux heures de repos ; la demi-journée à six heures, y compris une heure de repos ; si le temps de la demi-journée est dépassé, et n'atteint pas neuf heures, auquel cas la journée entière serait due, chaque heure sera payée aux prix déterminés aux articles 18 et 19.

Art 22. — Il est enjoint aux cochers de demander aux voyageurs s'ils entendent être conduits à l'heure, à la course, à la journée ou à la demi-journée.

Art. 24. — Si un cocher, pris pour aller prendre à domicile ou dans un lieu public, est renvoyé sans être employé, le prix d'une course dans Vichy (art. 17).

Art. 25. — Lorsqu'un cocher aura été pris pour aller charger à domicile et marcher à l'heure, le prix de l'heure lui sera dû à partir de son arrivée à la porte des voyageurs. Si le cocher pris à la course est obligé d'attendre le voyageur plus de dix minutes, il sera censé avoir été pris à l'heure, sauf le cas de l'art. 23.

Art. 26. — Lorsque le voyageur, sorti de la commune de Vichy, renverra la voiture après être arrivé à sa destination, le retour sera payé à raison du temps mis pour se rendre du point de départ à celui d'arrivée où la voiture aura été quittée.

Art. 28. — Le prix de la première heure sera toujours dû intégralement, lors même que le cocher n'aura pas été employé pendant une heure entière.

A compter de la deuxième heure inclusivement, le prix à payer sera calculé suivant l'espace de temps pendant lequel la voiture aura été occupée.

ETABLISSEMENT THERMAL

L A construction de ce monument remonte à 1642. Mesdames de France, tantes de Louis XVI, ont fait construire la galerie Nord sous laquelle jaillissent les sources de la *Grande-Grille*, du *Puits-Carré* et du *Puits-Chomel* réunis et de *Mesdames*.

L'Établissement thermal proprement dit comprend deux bâtiments principaux et les bains dits *de l'Hôpital*.

Le premier de ces établissements, affecté aux bains de première classe, compte cent baignoires, non compris les cabinets pour douches de toutes espèces.

C'est un parallélogramme rectangle de 57 mètres de long sur 76 de large, percé sur sa façade, sur le parc, de 17 arcades monumentales.

Une immense galerie-promenoir le traverse du Nord au Sud et donne accès aux galeries des cabinets de bains dont les fenêtres s'ouvrent sur des jardins.

La galerie de l'Ouest est réservé aux hommes, celle de l'Est aux dames.

Au-dessus de la galerie Sud se trouvaient les anciens salons ; au-dessus de la galerie Nord, sont les bureaux de l'administration.

Un cabinet de lecture et des magasins de librairie sont installés dans ces deux galeries.

A l'extrémité Nord de la grande galerie-promenoir, sont situés, à droite, des bains et inhalations de gaz acide carbonique, à gauche les bureaux d'inscription pour les bains.

Le salon de bains de l'Empereur se trouve dans le premier établissement. Il se compose d'une antichambre, d'une salle de bains avec lit de repos, d'une salle pour les douches, et d'un salon pour la toilette.

Un établissement spécial est affecté aux bains de seconde et de troisième classe ; ces classes sont entièrement séparées, du reste ; il a été construit en 1858 par la Compagnie fermière.

Il est de forme rectangulaire, et n'a qu'un rez-de-chaussée, comprenant 180 baignoires de deuxième classe et 24 de troisième, sans compter les cabinets pour douches.

Cet établissement est traversé par une galerie-promenoir, reliant les galeries des cabinets ; à droite ceux des hommes, à gauche ceux des dames. Nous ne saurions trop blamer ce promenoir : il résulte de ce passage permanent d'étrangers, un trouble et un bruit qui nuisent à la tranquillité réclamée par le bain. Nous ne devons pas omettre, toutefois, que les cours sur lesquelles ouvrent les cabinets sont plantées d'arbres et donnent ainsi les conditions d'hygiène et de salubrité désirables.

Grâce à l'organisation du service, il est possible de donner, par journées de 12 heures, jusqu'à 3,500 bains.

Nous devons dire que la différence qui existe entre les bains de première et de seconde classe consiste seulement dans la dimension et la décoration des cabinets et la quantité du linge donné à chaque baigneur.

Les bains de l'Hôpital, situés place Rosalie, en face la source de ce nom, ont été créés en 1819, sous les auspices du docteur Lucas.

Cet établissement comprend 24 baignoires, sans compter les piscines et les cabinets pour douches. Il doit être reconstruit prochainement. Ces travaux font partie des obligations de la Compagnie.

Les cabinets de douches sont au nombre de 70, dans les trois établissements réunis.

Un médecin-inspecteur, résidant toute l'année à Vichy, surveille l'exécution des diverses prescriptions médicales dans les divers établissements, et un Commissaire du Gouvernement l'exécution du cahier des charges imposé à la Compagnie.

EXPLOITATION

Nous engageons très-vivement les étrangers à visiter la partie souterraine de l'Établissement thermal ; — elle est peut-être plus intéressante que la partie supérieure. L'usine pour l'évaporation des Sels, la fabrication des Pastilles, les acqueducs, les citernes, méritent un examen particulier.

Les citernes occluses sont d'immenses cavaux voûtés, enduits de ciment, dont les murs, le sol et les voûtes sont pour ainsi dire unis comme une glace. — Ces travaux, exécutés il y a déjà dix ans, sont tout-à-fait remarquables d'exécution.

C'est dans ces réservoirs, au nombre de sept, que la Compagnie met en réserve, dès le commencement de la saison, la quantité d'eau minérale utile au service des bains ; cette quantité ajoutée à celle que les pompes alimentaires amènent dans les conduits pendant le fort de la saison, équilibre le nécessaire et permet ainsi de faire face à tous les besoins.

La capacité des sept citernes est de 2,400 mètres cubes.

En sortant de ces réservoirs, que le public est admis à visiter à partir du 15 août, époque à laquelle ils sont vides, on doit aller visiter la bâche d'arrivée des eaux. C'est là que se réunissent toutes les sources. Huit pompes, mises en mouvement par une machine de

30 chevaux, plongent dans cette bâche et élèvent 100 mètres cubes d'eau chacune, par heure. Des réservoirs, les eaux se distribuent dans les aqueducs qui sont au-dessous des galeries de bains. Chaque conduite se compose de trois tuyaux distincts : le premier pour l'eau minérale; le deuxième pour l'eau douce froide; le troisième pour l'eau douce chaude. En résumé, on peut aller sans se baisser sous chaque baignoire, les aqueducs ayant les dimensions suffisantes; c'est une visite que j'ai souvent faite.

Nous le répétons, tout ce mécanisme ingénieux a été installé à l'Établissement thermal par la Compagnie fermière.

D'immenses travaux ont été exécutés par la Compagnie depuis 1853. Le captage des sources, un système complet d'aqueducs, le remplacement général des tuyaux, ont fait disparaître tous les inconvénients reprochés jadis à l'Établissement. Aujourd'hui, le traitement thermal dispose d'un ensemble de traitement balnéatoire dont le perfectionnement s'augmente chaque jour, et le malade envoyé à Vichy est certain d'y obtenir, sinon toujours la guérison, du moins un soulagement et une facilité de traitement qui ne se rencontre nulle part ailleurs, et que viennent compléter encore aujourd'hui des bains de vapeur et une installation du traitement par l'acide carbonique.

TARIF DES BAINS ET DOUCHES

PAR suite d'un décret du 28 janvier 1860, chacun, à Vichy, peut suivre aujourd'hui le traitement sans l'autorisation écrite d'un médecin ; — nous ne saurions trop faire observer aux malades que les conseils d'un médecin sont cependant très-nécessaires, et que plusieurs accidents sont déjà arrivés faute de précaution. Dans tous les cas, les sources de Vichy n'étant pas toutes semblables, il est nécessaire de connaître la source qui convient le mieux à la maladie.

Le bureau pour l'inscription des malades est ouvert pendant toute la saison des Bains, dans la grande galerie des Bains de première classe, près la source du Puits-Chomel.

Après l'inscription, s'adresser aux chefs baigneurs qui indiqueront les séries disponibles.

HEURES DES SÉRIES DE BAINS

1re série	3 h.	30 m. matin.		7e série	11 h.	15 m. mat.	
2e —	4	45	—	8e —	1	15	soir.
3e —	6	15	—	9e —	2	30	—
4e —	7	30	—	10e —	3	45	—
5e —	8	45	—	11e —	5	»	—
6e —	10	»	—				

NOTA. — Les séries 1, 2, 10 et 11 sont ouvertes au fur et à mesure des besoins du service ; les heures ordinaires sont de 6 h. 15 du matin, à 2 h. 30 du soir.

Bains de 1ᵉ classe

(linge compris).

GRAND ÉTABLISSEMENT.

Bains minéraux.........................	3 f.	»
Bains minéraux avec douches en baignoires.....	3	75
Bains d'eau douce.......................	1	50
Grandes douches à percussion.............	3	»
Douches ascendantes.....................	»	75
Douches vaginales.......................	»	50
Bains ou douches de vapeur..............	3	»
Bains de gaz acide carbonique...........	1	»
Séance d'inhalation de gaz acide carbonique..	»	50

Bains de 2ᵉ classe.

(linge compris).

NOUVEL ÉTABLISSEMENT.

Bains minéraux.........................	2 f.	»
Bains d'eau douce.......................	1	»
Bains avec douches en baignoires...........	2	75
Douches ordinaires à percussion.............	2	»
Douches ascendantes sans linge.............	»	40
Douches vaginales.......................	»	40

Bains de 3ᵉ classe

(Deux serviettes seulement).

Bains minéraux.........................	» f.	60
Douches ordinaires......................	»	60
Douches ascendantes et autres.............	»	25

Linge supplémentaire.

Serviette.............................	» f.	10
Peignoir..............................	»	15
Fond de bain..........................	»	20

3

Bains à domicile.

Bains minéraux, linge compris.............. 3 f. »
Bains d'eau douce   id. 2 50

BAINS
à l'établissement de la source de l'Hôpital.

Un tarif affiché dans l'Établissement, indique le prix des préparations fournies par la Compagnie, pour les *bains sulfureux*.

Autrement, il est payé UN FRANC par Bain pour détérioration de baignoires.

Bains réservés, avec lit de repos............ 4 f. »
Bains de piscine......................... 2   »
Bains sulfureux, de Barèges et autres....... 3   »
Bains minéraux, douches ordinaires, ascendantes, vaginales aux mêmes prix que dans les autres établissements.

Le transport des malades aux Établissements est, pour une personne, aller et retour...... 1 f. 25

La durée des Bains est d'une heure quinze minutes, y compris le temps nécessaire pour la toilette. Au-delà d'une heure quinze minutes, le Bain est payé double.

Bains d'eau douce.

Le public trouve, dans les divers Établissements, des Bains d'eau douce aux prix suivants :

Établissement de 1re classe................ 1 f. 50
Bains de la source de l'Hôpital............. 1 50
Établissement de 2me classe............... 1   »

Bains gratuits.

Les Bains gratuits civils ou ecclésiastiques et ceux de l'Assistance publique, sont données aux heures fixées par la Compagnie fermière.

Nota. — On n'est tenu à aucune RÉMUNÉRATION ENVERS LES EMPLOYÉS DES BAINS, cependant, il est d'usage de leur donner, à la fin du traitement une gratification, et des troncs ont été établis à cet effet.

Cette gratification est répartie à la fin de la saison entre les garçons et les filles de bain.

CASINO

E 1843, furent construits des salons pour l'Etablissement thermal. Jusque là, le nombre des baigneurs était si restreint qu'on n'avait comme salons de réunions que les appartements occupés aujourd'hui, au 1er étage de la galerie des Sources, par les bureaux de la Compagnie. Malgré les vastes proportions de cette construction, due à l'initiative de M. Cunin-Gridaine, ils étaient devenus insuffisants et peu dignes des nombreux visiteurs qui, chaque année, accouraient à Vichy, par suite de la facilité de circulation que donnait le chemin de fer qui, en 1853, allait déjà à Moulins et, en 1854, à Varennes. La gare de Saint-Germain n'a été ouverte qu'en 1856.

Cependant, on s'en contentait encore, quand l'accroissement subit et extraordinaire des étrangers, dû à la présence impériale, rendit tout à fait indispensable la création d'un établissement en harmonie avec le nouveau Vichy. Une nouvelle convention fut passée avec l'Etat. Les plans, œuvre de M. Badger, architecte de la Compagnie, reçurent l'approbation de l'Empereur le 3 août 1863. — Les travaux commencèrent immédiatement.

Le nouveau Casino s'élève dans l'axe de la grande allée du parc, sur l'emplacement de l'ancien bassin.

Il occupe une superficie de plus de 2,000 mètres.

Sa façade principale, placée heureusement au nord-est, décorée de statues et de bas-reliefs, s'ouvre sur le rond-point, en face des anciens salons.

Un magnifique square, entouré de grilles, précède le bâtiment, auquel on arrive par deux pentes douces débouchant sur une *veranda* en hémicycle, servant en quelque sorte de vestibule d'été à ce monument.

Il s'ouvre par trois issues sur le grand salon des fêtes, vaste salle magnifiquement décorée, ornée de lustres et de girandoles.

Le Casino comprend, en tant qu'appropriations, tout ce qu'on peut désirer : salles de bal, de lecture, de conversation, de jeux, de concert, de billard, fumoir, salon pour les dames, galeries, et enfin une splendide salle de spectacle, avec ses nombreuses dépendances.

Cette salle, étincelante de dorures, resplendissante de peintures, d'une forme élégante, décorée de sculptures monumentales, est d'une sage et élégante richesse. Tout le mobilier est en maroquin rouge.

Les sculptures sont dues au ciseau de M. Carrière-Belleuse, et les peintures, au pinceau de M. Jules Petit.

La salle de spectacle peut contenir 800 personnes à l'aise. On y donne, chaque soir, des comédies, vaudevilles, opérettes, concerts.

Les plus grands artistes briguent l'honneur de s'y faire entendre.

Le prix de l'abonnement est ainsi fixé : un mois, 30 fr.; huit jours, 15 fr.; une entrée pour un jour, 4 fr.

Les abonnés paient un franc en sus par soirée, pour avoir une place numérotée retenue d'avance au concert ou au théâtre. Un plan en relief de la salle et numéroté, indique au public les places disponibles.

Les cartes d'abonnement sont personnelles et ne peuvent être cédées.

Le matin, de huit heures à neuf heures et demie, dans l'après-midi, de une heure à deux heures et demie, il y a concert à grand orchestre dans le parc. Le dimanche, le concert a lieu de trois heures à quatre heures et demie.

Tous les dimanches, pendant les mois de juin, juillet, et août, bal d'enfants dans le square réservé des concerts du parc.

Les jeux généralement joués dans le salon de jeux du Casino sont : *le Piquet, l'Impériale, l'Ecarté, les Douze-Points, la Bouillote, le Boston, le Reversi, le Besigue, le Trictrac, les Dominos, les Echecs, le Billard.* Un salon spécial est réservé au *Whist.*

Les prix suivants sont appliqués :

Les deux jeux de Piquet .	1 fr.	50
Id. entiers	2	»
Les Dominos, la séance . .	»	50
Le Trictrac	»	50
Les Echecs	»	50

LE CHANGEMENT DE CARTES
EST OBLIGATOIRE TOUTES LES HEURES.

Un magnifique salon, contenant quatre billards et tenus par un professeur, est à la disposition du public aux prix suivants :

Le Billard, au jour, l'heure . . .	1 fr.	50
Id. à la lumière, l'heure	2	»

La salle de lecture contient tous les journaux et revues, tant français qu'étrangers. La liste en est affichée dans l'intérieur.

EXCURSIONS

Les promenades aux environs de Vichy sont nombreuses et pleines d'intérêt pour le touriste comme pour le dessinateur, l'archéologue.

Tous les moyens de locomotion, chevaux de selle, voitures, sont offerts aux baigneurs pour ces excursions.

La plus rapprochée des promenades est l'*Allée de Mesdames*. C'est une fort belle avenue, plantée de peupliers. Elle conduit de Vichy à Cusset, le long des bords pittoresques du Sichon.

Elle a été commencée en 1785, en l'honneur de mesdames Adélaïde et Victoire de France, dont elle rappelle le séjour et les bienfaits à Vichy.

Cusset est une petite ville très-ancienne, de 5.000 habitants, chef-lieu de canton, à trois kilomètres de Vichy.

Elle est bâtie à l'extrémité d'une vallée fertile, intéressante par ses souvenirs historiques ; elle a perdu ses principaux édifices et monuments. On n'y voit plus que l'église et une des quatre tours qui servaient à la défense de la ville.

L'Eglise datait du XIIᵉ siècle ; elle est remplacée par une nouvelle, due à la munificence de l'Empereur et construite sous l'habile et intelligente direction de M. Batilliat, architecte de la ville de Vichy, sur les plans de M. Lassus.

La tour abrita Louis XI, pendant la *guerre du bien public*. Elle sert aujourd'hui de prison.

Il y a de belles promenades, ombragées par des platanes séculaires.

Des omnibus transportent le visiteur de Vichy à Cusset. (Prix 30 centimes).

La Montagne-Verte. — Située à quatre kilomètres de Vichy ; cette promenade est très-fréquentée. C'est sur cette route que la municipalité de Vichy a placé le nouveau cimetière. On se rend à la Montagne-Verte en traversant les deux bras du Sichon, puis on gravit à gauche un sentier très accidenté, au milieu des vignes, des vergers et des fermes. On arrive ainsi à Creuzier-le-Vieux, petit hameau qu'on laisse à droite après l'avoir traversé et l'on est bientôt au sommet de la montagne d'où l'on jouit d'un coup d'œil ravissant. Un restaurant est installé sur le plateau.

Les Malavaux. — Vallée sauvage, d'un aspect triste, vallée *maudite, malla-vallis,* d'où Malavaux. On se rend aux Malavaux en passant par Cusset, après avoir traversé le cours Napoléon (sept kilomètres de Vichy).

A peu de distance, au bout d'un petit sentier montueux, se trouve le *Puits du Diable,* puits très-profond, presque comblé pierre à pierre par les excursionistes.

Au sommet du mamelon est la *Fontaine des Sarrasins,* filet d'eau qui coule à travers le rocher.

Nous signalerons entre les Malavaux et le Puits du Diable, les *Côtes de Justice,* où l'on exécutait jadis les criminels.

La villa du Belvédère est à huit kilomètres de Vichy, à gauche du chemin des Malavaux, au sommet d'une colline, naguère inculte et aujourd'hui couronnée d'arbustes et de fleurs, grâce aux efforts de M. Martin-Rodde, qui a installé là un établissement, restaurant, billard, jeux divers, pour le plus grand plaisir des voyageurs.

On se rend à la Villa du Belvédère par les voitures en poste de l'entreprise *la Prévoyante,* rue Rouher, derrière le Casino. C'est une délicieuse partie de promenade.

L'Ardoisière. — La plus pittoresque des excursions des environs de Vichy. On s'y rend, soit en passant par Cusset, faubourg de la Barge, et la route de *Ferrières à la Croix du Sud*, route neuve, égayée par les moulins du Sichon, soit par Bourbon-Busset et la nouvelle route due à la munificence impériale.

La route se contourne après le château de La Mothe, construction ancienne entourée d'eau, et conduit à l'endroit dit *le Saut de la Chèvre*, rocher détruit maintenant.

Par la route de Cusset, le voyageur traverse une vallée délicieuse que bordent à droite les eaux du Sichon, et à gauche de hautes et verdoyantes montagnes.

On rencontre en chemin le village des Grivats (cinq kilomètres de Vichy), connu par son ancienne fabrique de toiles dites Grivats, nom aussi populaire aujourd'hui que celui des anciennes toiles de Jouy. Cette fabrique, aujourd'hui filature, appartient à M. le comte de Bourbon-Busset, qui y laisse pénétrer avec la plus exquise courtoisie.

En sortant des Grivats, on traverse des sites pittoresques jusqu'au pont du Sichon. Puis on gravit un chemin escarpé au bas duquel se dresse l'*Ardoisière*, jolie petite maison au milieu d'un jardin anglais.

Là, ou du moins à peu de distance, s'élancent impétueuses, furieuses, les eaux du Sichon, qui forment la cascade du *Gour-Saillant*, bondissant au milieu d'une nature splendide, dans une gorge profonde. Le spectacle rappelle les plus heureux sites de la Suisse.

A quelques pas de là se dresse le mont Peyroux, d'où l'on découvre un splendide horizon.

L'Ardoisière est à douze kilomètres de Vichy.

La côte St-Amand. — C'est une montagne couverte de vignobles, située à cinq kilomètres de Vichy, au bout d'un chemin encaissé, commençant contre la route de Nîmes. Arrivé au sommet, le voyageur jouit d'un point de vue admirable. A l'ouest le village d'Abrest, l'Allier, Hau-

terive, la forêt de Randan, et pour horizon la fertile Lima-
gne. Puis les chaînes du Forez, le mont Carcel, couvert de
sapins, et le château de Bourbon-Busset, avec ses élégantes
tourelles. Sur la droite, le bassin de Vichy. De ce point
élevé on aperçoit, mais par un beau soleil, la cathédrale de
Clermont-Ferrand.

Chateldon. — Ce village est situé à vingt kilomètres
de Vichy (arrondissement de Thiers, route de Nîmes, rive
droite de l'Allier). C'est à coup sûr une des plus pittoresques promenades qu'on puisse faire aux alentours de Vichy.

Pour y arriver, on longe la côte de Saint-Amand, on traverse Abrest, St-Yorre et la Maison Blanche ; ce dernier
village est la limite des deux départements, de l'Allier et
du Puy-de-Dôme, département auquel appartient Chateldon.

La ville, car c'est à tort que nous avons rabaissé Chateldon au modeste rang de village, compte 1,900 habitants ;
elle est pittoresquement située dans une vallée riante, entourée de coteaux vignobles. Un ruisseau d'eau vive traverse la petite et antique cité Bourbonnaise, marquée au
cachet des XIII°, XIV° et XV° siècles, par ses maisons de
pierres et bois, aux pignons et aux escaliers entaillés.

La tour de l'horloge, l'église, le vieux château, méritent
l'attention des touristes et des archéologues.

L'église date du XIII° siècle ; elle possède une chaire en
bois magnifiquement sculptée, œuvre remarquable du XVII°
siècle.

Le vieux château domine la ville. Le chemin qui y conduit est escarpé, et aboutit à une allée ombreuse, au milieu
de laquelle s'élève le château, monument, forteresse du
moyen âge.

Chateldon possède deux sources d'eau minérale, affer-
mées à la Compagnie fermière de l'établissement thermal
de Vichy.

Ces eaux, fort appréciées, sont froides, ferrugineuses, limpides et gazeuses. Elles contiennent une notable quantité d'acide carbonique, qui leur donne un goût piquant fort agréable. Leur température est de 12°. Ces eaux sont appelées à un grand avenir d'exportation comme eau de table ; malheureusement les chemins ne sont pas faciles, l'exploitation incommode. Espérons cependant, si le chemin de fer se prolonge jusqu'à Thiers, que la préfecture du Puy-de-Dôme songera à ce pays bien mal partagé.

Le Château de Bourbon-Busset. — De Vichy à Busset, quatorze kilomètres. Deux routes y conduisent : celle de Nîmes par Abrest et St-Yorre, celle de Ferrières par l'Ardoisière. Ces deux routes sont aujourd'hui en communication par la nouvelle route qui réunit les vallées du Sichon et de l'Allier. Nous ne saurions trop recommander cette promenade. Le village compte 1,600 habitants (arrondissement de La Palisse).

Le château de Busset est construit sur la dernière montagne du Forez. De la plate-forme, de la tour de Riom, la plus haute du château, le regard embrasse la vallée de l'Allier, les plaines du Bourbonnais, les montagnes du Forez, le Sancy, le Puy-de-Dôme, l'Allier au cours sinueux, les bois de Randan et même les villes de Moulins et de Clermont-Ferrand. Le spectacle est splendide.

Ce château, qui remonte au moins au XIIIᵉ siècle, appartenait à Guillaume de Vichy (1734). Il passa dans la maison d'Alleyre et dans celle des ducs de Bourgogne, par suite du mariage de Marguerite d'Alleyre avec Pierre de Bourbon-Busset, dont la famille fut reconnue comme appartenant à la tige royale des Bourbons, et qui eut le droit de porter le titre de cousins du roi, titre confirmé par Louis XIV.

Le château mérite une visite minutieuse. L'autorisation de l'en parcourir est toujours accordée avec empressement par les propriétaires actuels, MM. Charles et Gaspard de Bourbon-Busset, fils jumeaux du général F. L. J. comte de

Bourbon-Busset, décédé en 1856, et enterré dans le château de ses ancêtres.

Randan. — Le château de Randan est situé au milieu de la forêt de ce nom, à seize kilomètres de Vichy. On y arrive par une route à travers bois sur la rive gauche de l'Allier. Sa construction remonte, dit-on, au VIe siècle. Il aurait été construit par des religieux ; il devint château féodal au XIIe siècle, passa au XVe dans les mains de la veuve du comte de Sancerre, ami de Polignac, qui le transmit, en 1518, par son mariage avec François de Larochefoucauld, à cette puissante famille. Il fut érigé en comté en 1566 et devint, en 1590, la propriété du comte de Randan.

Le château de Randan devint, en 1821, la propriété de la princesse Adélaïde d'Orléans ; il appartient aujourd'hui à M. le duc de Galliéra. C'est une demeure princière fort bien entretenue et qu'on ne peut se dispenser de visiter. La promenade est facile entre le déjeuner et le dîner ; le parc est intéressant à visiter, et en emportant sa bouteille d'eau, le traitement n'est pas interrompu.

Maumont. — Délicieux rendez-vous de chasse, dépendant de Randan, à six kilomètres du château, construit en style gothique, par les ordres de la princesse Adélaïde, sur l'ancien emplacement d'une commanderie de templiers.

Source intermittente, commune de Vesse, sur la route de Gannat ; promenade à faire à pied. Cette source fut forée, en 1848, par les frères Brosson. Elle est à peine employée ; son jaillissement à intervalles déterminés est fort intéressant à observer. Il y aurait quelque chose à faire là, et il est regrettable que le mauvais vouloir des propriétaires voisins empêche la Compagnie d'y faire quelques travaux.

Le **Château de Charmeil** est une des plus jolies propriétés des environs de Vichy sur la rive gauche de l'Allier. On peut y aller à pied, continuer jusqu'à Saint-

Remy, où on prend le chemin de fer pour revenir à Vichy. Ce château remonte à Louis XV ; il est la propriété de madame la marquise de Monteynard. Les horticulteurs y admirent la belle collection de roses, et notamment celle dite : *la Châtelaine de Charmeil.*

Et plus loin encore, excursion d'une demi-journée. En suivant les délicieux méandres du Sichon, comme si on allait à Ferrières, et en traversant Aronnes, on peut aller visiter les ruines du **château de Montgilbert** et revenir par la route de Bourbon-Busset. C'est une promenade délicieuse.

Thiers, excursion d'une journée, offre de charmants points de vue. Promenade recommandée.

Billy, près Saint-Germain-des-Fossés, promenade facile à faire entre le déjeuner et le dîner. On prend le chemin de fer jusqu'à Saint-Germain, et de là, en vingt minutes à pied, on est à Billy. C'est un vieux château féodal fort curieux à visiter.

CONSEILS MÉDICAUX

SAISON

A quel moment de la Saison doit-on venir à Vichy? Quelle est la durée du Traitement?

La Saison réglementaire dure du 15 Mai au 1ᵉʳ Octobre, mais, par suite des dispositions prises dans l'Établissement thermal, chauffé par la vapeur des Sources, le traitement peut se suivre toute l'année, pendant le printemps et l'automne, mieux que pendant l'été.

Au 1ᵉʳ mai, époque de l'ouverture de l'Établissement thermal, c'est à peine si on voit quelques rares malades; c'est cependant à ce moment qu'il est plus facile d'obtenir le bénéfice de certaines facilités de traitement, qu'il est impossible d'avoir lorsque l'Établissement thermal donne par jour 3,500 Bains et quelquefois plus.

Les mois de Juin et Juillet sont ceux où Vichy est le plus fréquenté par les Baigneurs. Pourquoi? c'est l'usage et la mode: les uns vont après à la mer, les autres à la chasse, d'autres à Bade, d'autres dans leurs terres. La santé doit s'arranger de ces habitudes. Et cependant, si comme du temps du docteur Lucas, on fermait l'Établissement pendant l'été, il faudrait bien venir à une autre saison. A cette époque chaude, les Hôtels regorgent de voyageurs et il est fort difficile de pouvoir prendre des Bains à une heure commode.

Un très-bon moment pour venir à Vichy, c'est du 15 Août à la fin de Septembre : l'automne est en France la plus belle saison de l'année, la plus égale, la plus propice à une médication de ce genre. Nous n'avons pas besoin de nous arrêter sur la question de la salubrité de Vichy, dans l'automne. Nous avons dit souvent ce qu'il fallait penser des fièvres du mois de septembre, dont on a fait un épouvantail pour la généralité des malades et des médecins. »

(DURAND-FARDEL).

La durée du Traitement thermal à Vichy est ordinairement de *trois* semaines environ.

Tous les matins, on va boire aux Sources ; il est bon de se servir *de verres* gradués, de manière à bien suivre les prescriptions médicales sur la quantité ; puis on va au Bain.

Cependant, si on prend le Bain de très-bonne heure, au lieu de boire *avant,* on boit *après,* ou dans le Bain.

A 3 heures et demie ou 4 heures, on retourne aux Sources boire un, deux ou trois verres d'Eau, suivant les prescriptions médicales. Voilà à peu près le traitement pendant 20 ou 25 jours.

MODE D'ACTION DES EAUX DE VICHY

—

Comment agissent, comment guérissent les Eaux de Vichy?

Les Eaux minérales de Vichy, quand elles s'adressent aux maladies auxquelles elle conviennent spécialement, guérissent *très-souvent*, soulagent *toujours*. C'est là le *fait* indiscutable qui a établi la renommée des Eaux de Vichy.

Il s'explique d'une façon très-simple et très-naturelle par le mode d'action des Eaux de Vichy : ce mode d'action est le résultat complexe de plusieurs influences directes ou indirectes, nous allons le mettre en lumière et le faire très-aisément comprendre.

I. — Action générale. — Les Eaux de Vichy agissent : en boisson, sur la muqueuse de l'estomac et du tube digestif; en bains et en douches sur la peau. Elles stimulent ces deux membranes, activent leurs fonctions et modifient leur vitalité.

Les Eaux, prises en boissons ou absorbées par la peau dans le Bain, sont entraînées avec le sang dans le torrent de la circulation et pénètrent avec lui tous les organes, tous les tissus de l'économie : elles leur communiquent un nouveau mouvement, une nouvelle vie, d'où résulte une *excitation* plus ou moins marquée de tout l'organisme.

Vers le cinquième ou sixième jour de la cure, il survient assez souvent de la lassitude, un léger dégoût, un peu d'insomnie, quelquefois même quelque fréquence du pouls ; il n'est pas rare alors de voir les anciennes douleurs se réveiller, les affections chroniques, telles que les rhumatismes, les névralgies, les maladies de peau, passer à un état momentanément aigu, transformation le plus souvent favorable à leur guérison.

Le Malade ne doit pas s'inquiéter de ces recrudescences, qui se dissipent ordinairement en peu de jours, même en continuant l'usage des Eaux.

C'est donc dans l'excitation de l'organisme et de la partie malade que réside l'action physiologique des Eaux minérales ; lorsque cette excitation est lente, modérée, elle facilite la guérison des maladies chroniques.

II. — Action dépurative. — Lorsque l'on suit régulièrement le Traitement thermal à Vichy, on se baigne tous les jours, on boit beaucoup d'eau, souvent trop.

On évalue à 2 ou 3 litres, en moyenne, la quantité d'eau minérale absorbée par jour, soit en boisson, soit dans le Bain par la peau.

Mise en contact avec la peau par les Bains, avec l'estomac et les divers tissus de l'économie par les boissons, l'eau minérale les humecte, les imbibe, les pénètre comme une éponge, les traverse comme un filtre.

Elle agit comme émollient, comme antiphlogistique, comme dissolvant et résolutif. C'est une sorte de tisane, de boisson mucilagineuse, un topique, un véritable cataplasme intérieur qui humecte, détend, calme et adoucit.

Absorbée par les tissus internes de l'estomac, du tube digestif, ou par la peau, l'Eau minérale passe dans le sang, se mêle avec lui, le fluidifie, le rend plus liquide, plus aqueux. En circulant avec le sang (1), elle pénètre dans l'épaisseur des tissus, des organes; elle les lave, les nettoie, les déterge; elle dissout et

(1) Voir la **Circulation du sang** dans l'ouvrage du Docteur CARNET : **Maux d'estomac, Constipation.**

entraîne les substances hétérogènes, morbides, anormales, qui s'y trouvaient déposées.

Reprise ensuite par les organes excréteurs, l'eau est rejetée hors de notre corps:

Ou avec les *urines*, rendues plus abondantes, plus aqueuses, moins acides.

Ou avec la *bile,* rendue plus fluide, moins visqueuse, plus abondante et plus alcaline.

En un mot, l'Eau de Vichy, transportée par le sang et disséminée dans l'épaisseur de tous nos tissus, de tous nos organes, les soumet à une espèce de *lavage* qui déterge les tissus et les organes engorgés.

Mêlée à toutes les humeurs, à toutes les sécrétions, à la bile, à l'urine, elle dissout et fond les concrétions, les petits graviers, les calculs et en favorise ainsi l'expulsion.

L'Eau de Vichy, par le fait même de sa nature alcaline, neutralise chimiquement, ainsi que nous venons de le montrer, les acides qui se développent dans l'économie en quantité surabondante. Or, il est parfaitement démontré et il est admis par tous les médecins éclairés, que cet excès d'acidité, cette diathèse acide est le plus souvent l'origine et la cause des affections *goutteuses* et *rhumatismales*, ainsi que de la *gravelle* et des *calculs urinaires*. Aussi ces diverses maladies éprouvent-elles une amélioration notable et rapide, quand elles sont traitées avec discernement par les Eaux de Vichy.

3° — Action hygiénique. — A l'action *dépurative* de l'eau minérale, lavant, dissolvant et entraînant au dehors de l'économie les produits hétérogènes et viciés ; à l'action *chimique*, qui modifie la composition du sang, des humeurs et la nature des sécrétions ; à l'action *générale,* excitante, mais cependant toute spéciale, il faut encore ajouter l'influence heureuse des circonstances hygiéniques auxquelles les Malades sont soumis pendant leur séjour à Vichy.

En effet, le Malade est soustrait aux influences de nature très-diverse, qui sont souvent la cause principale de son état maladif ou, tout au moins, qui l'ont entretenu et même aggravé.

Le Malade, à Vichy, se trouve placé dans les conditions *hygiéniques* les plus favorables à l'action salutaire des Eaux :

Le repos intellectuel et moral ; l'oubli momentané des affaires, des soucis, des chagrins ; la suspension des travaux, des études, des occupations journalières ;

S'il aime le repos et la tranquillité, il trouve

là une vie calme et paisible, le spectacle d'une belle Nature, de charmantes promenades.

S'il aime le monde, il y rencontre une nombreuse et brillante société; tous les jours, l'après-midi, un Concert sous les platanes du Parc et, le soir, une représentation théâtrale, un concert ou un bal, au Casino; très-souvent, des bals très-brillants et fort-animés dans les grands Hôtels; des parties de plaisir, des cavalcades, des excursions en commun dans les environs.

Toutes ces circonstances, plus importantes qu'on ne le croit généralement, secondent puissamment l'action bienfaisante des Eaux.

En outre, tous les jours, le Malade absorbant une notable quantité d'eau minérale, nous avons vu que le corps est soumis de la part de cette eau minérale, à une espèce de lavage.

Or, le corps éprouve bientôt le besoin de réparer les pertes assez considérables qu'il éprouve par ces évacuations abondantes; l'appétit se fait sentir: une alimentation saine et variée satisfait à ce besoin; les digestions se font plus facilement, la nutrition et la réparation s'opèrent avec une énergie et une activité nouvelles.

Ainsi, tandis que d'un côté, l'économie se débarrasse par des évacuations abondantes, des produits viciés, morbifiques et nuisibles, de l'autre, elle se recompose et se reconstitue.

On comprend facilement qu'un tel régime, continué pendant plusieurs semaines, à plusieurs reprises, apporte à la constitution intime de nos organes de profondes modifications, de salutaires améliorations.

Aussi, après un certain temps de l'usage des Eaux de Vichy, on aperçoit dans l'organisme, dans l'état extérieur du corps, dans la fermeté et la tonicité des tissus, des signes qui révèlent, d'une manière évidente que l'Eau minérale a imprimé une modification profonde à l'assimilation. La constitution intime du sang et des tissus a été modifiée; le corps entier a pris une autre constitution organique : il a subi une sorte de rénovation (Herpin).

Voilà, en quelques pages, l'explication naturelle et très-vraie des effets salutaires et incontestables des Eaux de Vichy.

Voilà pourquoi ces Eaux peuvent guérir et guérissent réellement plusieurs maladies qui semblent n'avoir entre elles aucun rapport, aucune parenté.

Voilà pourquoi les *maux d'estomac,* les *en-*

gorgements du foie et les *coliques hépathiques*, la *gravelle* et les *calculs urinaires,* la *goutte* et les *rhumatismes,* le *diabète,* la *chlorose,* etc., trouvent à Vichy, soit une guérison radicale, soit tout au moins une amélioration très-notable.

Il existe certains cas où il faut, au contraire, s'abstenir de prendre les Eaux de Vichy; c'est ce qu'on nomme les contre-indications; mais c'est l'affaire du Médecin. Nous ne saurions, à ce sujet, trop prévenir les malades contre la petite économie que chacun croit pouvoir faire facilement. L'usage des Eaux de Vichy n'est pas inoffensif; de graves accidents ont été souvent la conséquence non-seulement d'un abus, mais d'une application intempestive. Le médecin seul peut guider, doit guider.

MALADIES TRAITÉES A VICHY.

Maux d'Estomac (1)

Les Eaux de Vichy doivent être considérées comme la médication minérale la plus active et la plus sûre contre plusieurs formes de Maux d'estomac : leur supériorité est aujourd'hui constatée par les plus nombreux et les plus authentiques témoignages.

Mais, pour que l'Eau de Vichy produise sur l'estomac et sur tous les autres appareils de l'organisme les meilleurs effets possibles, il faut d'abord choisir la Source la mieux appropriée à l'état du Malade, puis fixer la dose à laquelle il faudra y boire, surveiller les effets que cette eau produira, les corriger ou les modifier, selon qu'il sera nécessaire.

Nous indiquerons un peu plus loin les qualités spéciales de chacune des Sources, et nous dirons à quels troubles fonctionnels de l'estomac chacune d'elles convient le mieux.

(1) DOCTEUR CARNET. — **Maux d'estomac, Constipation,** *Régime, Hygiène, Traitement.* — 1 vol. 2 fr. chez N. Chaix, éditeur, Paris, rue Bergère. 20.

5

La Source choisie, quelle quantité d'eau faut-il boire, à quelle dose à la fois, à quels intervalles? — La dose varie selon la température et la composition chimique de la Source, selon la forme de la Dyspepsie, selon l'état général du Malade et selon la façon dont il supporte cette eau. Il est donc difficile d'établir une règle générale : cependant, presque toujours, il faut prendre l'Eau de Vichy à petite dose; à haute dose, elle fatigue l'estomac, irrite les voies d'élimination, c'est-à-dire l'appareil urinaire et l'appareil biliaire, surexcite le système nerveux cérébral et sympathique, et détermine souvent un mouvement fébrile, auquel on donne le nom de *fièvre thermale*.

Le moment où l'on doit boire varie selon les formes de Dyspepsie.

1° Dans le cas de Dyspepsie atonique, on boira un ou deux demi-verres, une heure ou une demi-heure avant chaque repas: M. Cl. Bernard a démontré que les alcalins, pris à jeun et à petite dose, augmentent la sécrétion du suc gastrique, lequel fait précisément défaut dans la Dyspepsie atonique;

2° Dans le cas de Dyspepsie flatulente, lié à un état d'atonie des voies digestives, on agira de même;

3° Dans le cas de Dyspepsie acide, on ne boira pas d'Eau de Vichy à jeun (nous venons de voir qu'on augmenterait ainsi les sécrétions acides de l'estomac), mais on la boira soit en mangeant, soit immédiatement après avoir mangé, pour neutraliser l'excès du suc gastrique sécrété : en mangeant, on ne mêlera pas l'Eau de Vichy et le vin, mais on aura devant soi deux verres et on boira alternativement, dans l'un de l'eau minérale, et dans l'autre du vin plus ou moins étendu d'eau ordinaire ; après avoir mangé, on ira à la Source boire un demi-verre ou un verre entier d'eau minérale ;

4° Dans le cas de Dyspepsie gastralgique, le plus souvent l'Eau de Vichy est mal tolérée en boisson, surtout à jeun : aussi, dans la plupart des cas, se trouve-t-on mieux d'en ordonner l'usage en mangeant, mélangée avec le vin.

Affections du foie. — Coliques hépathiques.

Les Eaux de Vichy ont une réputation si parfaitement établie pour combattre les affections du foie, qu'il nous suffira, pour en donner une idée, de citer le passage suivant de l'ouvrage de M. Petit, ancien médecin-inspecteur, le prédécesseur de M. le docteur Alquié, médecin consultant de l'Empereur.

« Les Eaux de Vichy ont depuis un temps immémorial une réputation de grande efficacité contre les affections du foie, et il n'est pas, en effet, de réputation mieux méritée que celle dont elles jouissent sous ce rapport. C'est surtout dans les inflammations chroniques de cet organe avec augmentation plus ou moins considérable de son volume, dans l'ictère avec ou sans coliques hépatiques et dans tous les embarras des conduits biliaires, que l'on peut véritablement dire qu'elles font des miracles.

« Lorsque les affections du foie se compliquent de l'ictère et de coliques hépatiques, il y a plutôt altération de la sécrétion biliaire qu'une affection de la substance même du foie. Il y a souvent, dans ce cas, formation dans les voies biliaires de calculs ou pierres biliaires, et leur expulsion détermine presque toujours des crises plus ou moins violentes, plus ou moins longues, quelquefois horriblement douloureuses, qui ont été désignées sous le nom de *Coliques hépatiques* et qui sont assez souvent accompagnées ou suivies d'ictères. On peut dire que les eaux de Vichy, par un usage plus ou moins longtemps continué, guérissent presque toujours cette affection, qu'elles en sont le remède par excellence. Elles n'arrêtent pas toujours immédiatement les crises ; celles-ci peuvent se renouveler tant qu'il y a des calculs biliaires à expulser ; mais ensuite, en rendant la bile plus liquide, en empêchant la coagulation, elles empêchent le retour de la maladie. La source la plus généralement employée est la *Grande-Grille*.

Chlorose (Pâles couleurs).

La chlorose n'est pas une maladie insignifiante, c'est la ruine de la santé. Et il est regrettable de voir les parents souvent aussi négligents sur l'avenir de la santé de leurs enfants.

La chlorose atteint les deux sexes, c'est une affection

fort sérieuse, qu'on aurait le plus grand tort de négliger. Or, il est peu d'affections contre lesquelles les Eaux de Vichy aient un effet salutaire plus assuré. Que cette maladie tienne à un certain état des organes de la génération ou à toute autre cause, qu'elle soit liée à un mauvais état des voies digestives ou à d'autres affections qui peuvent la compliquer, peu importe. Les Eaux de Vichy et notamment la *Source de Mesdames*, soit par la quantité de fer qu'elles contiennent, soit par la vitalité imprimée à la totalité du système vasculaire par l'action combinée des éléments minéralisateurs, modifient de la manière la plus heureuse la santé des chlorotiques. Ajoutons que les effets de ces Eaux sont d'autant plus appréciables que les malades sont plus faibles et l'atonie de l'ensemble de leurs organes plus prononcée. N'omettons pas de dire que, dans toutes les infirmités de nature chlorotique, l'eau minérale ferrugineuse, par son action sur l'économie, s'élève à la hauteur des médicaments spécifiques.

Gravelle. — Gravelle goutteuse. — Calculs urinaires (1).

Les goutteux graveleux sont des individus dont les fonctions digestives se font trop bien, trop puissamment et sans être compensées par l'exercice qui stimule les fonctions respiratoires et cutanées. Il y a manque d'excrétion. C'est une maladie de gens bien portants, gros, au moins gras, et assez musclés. Or, longtemps avant toute théorie chimique sur laquelle on pût baser le traitement de la gravelle et des calculs urinaires, il était reconnu que l'usage des boissons alca-

(1) R. LEROY-D'ÉTIOLLES fils (*Traité pratique de la gravelle et des calculs urinaires.*

lines et surtout des Eaux naturelles de Vichy, était d'une efficacité surprenante dans la plupart des affections calculeuses.

Dès les premiers jours de traitement à Vichy, les malades graveleux éprouvent une amélioration très-sensible, les urines deviennent immédiatement alcalines. Sécrétées plus abondamment et sans douleurs, elles dissolvent et entraînent les matières glaireuses et purulentes résultant des muqueuses irritées ; les urines cessent bientôt d'être boueuses et fétides, deviennent liquides ; et en même temps l'hématurie, les accès néphrétiques, les douleurs des reins, de l'urêtre, de la vessie, désordres occasionnés par la présence des calculs, se calment promptement ; le sommeil, l'appétit, les forces renaissent : et tel malade, qui, à son arrivée ne pouvait se tenir sur ses jambes, est capable, en moins de quelques jours, de se livrer à un exercice salutaire.

La gravelle est souvent le premier degré d'aggrégations de calculs dont elle constitue le noyau. Une fois déposé dans la vessie, ce noyau s'accroît graduellement par la superposition des substances que l'urine précipite, et il arrive un moment où son volume l'emporte sur celui du conduit urétral ; ce n'est plus alors un gravier, c'est une véritable pierre, douloureuse infirmité qu'on aurait pu prévenir en se soignant, au lieu de se laisser aller à une indifférence blamable. De là la nécessité de dissoudre ou d'expulser les graviers au moment où ils se forment.

La gravelle d'acide urique ou gravelle *rouge* est la plus commune de toutes. Or, les alcalis possèdent la propriété de dissoudre cet acide ; l'urine, par l'effet des Eaux de Vichy, devient promptement alcaline, il est donc facile de comprendre tout le parti qu'on peut tirer des combinaisons chimiques dans le traitement de cette espèce particulière de gravelle. En effet, l'acide urique se combine avec la soude, forme un urate de soude, lequel, plus soluble que cet acide, se dissout dans les urines et est ensuite expulsé avec elles. Les sources **des Célestins et d'Hauterive** sont celles qui, dans ce cas, sont préférables; elles ont plus de prise sur l'acide urique, pour prévenir la formation de nouveaux graviers ou dissoudre ceux qui existaient déjà. Souvent même l'action dissolvante de ces Eaux est tellement rapide, que, dès les premiers jours de traitement, après quelques verres, les graviers sont instantanément dissous et entraînés.

Quelquefois, cependant, l'eau de Vichy agit moins comme un agent chimique que comme un stimulant de l'appareil rénal. Dans ce cas, les graviers, au lieu de se dissoudre, se détachent au bout d'un certain temps de traitement. Ils sont expulsés en substance du tissu du rein, ils sont emmenés ensuite par les urines ; ces effets se produisent aussi bien par l'usage des Eaux sur place que par celui des Eaux transportées, en complétant toutefois leur usage par le complément nécessaire qui est le Bain. Dans ce cas, les Bains à préférer sont ceux préparés avec les sels naturels extraits des Eaux, de préférence à tous les bicarbonates et tous carbonates du commerce.

Affections urinaires, conséquences des rétrécissements de l'urètre.

« Lorsqu'après les opérations que nous avons décrites, les rétrécissements ont disparu, que l'urètre a recouvré ses proportions normales et qu'aucun obstacle n'existe plus au libre écoulement de l'urine, il arrive souvent que les altérations profondes des reins et de la vessie sont longues à se dissiper, et continuent à entretenir les malades dans un état de malaise interminable.

« C'est alors que les Eaux de Vichy rendent d'éminents services ; aussi sommes-nous dans l'habitude de prescrire l'usage de ces Eaux pour la guérison définitive. »

(Clinique de la Pitié, de M. Maisonneuve).

Obésité.

L'Eau de Vichy est un des moyens avec lesquels l'obésité peut se combattre ; il est en effet très-facile de comprendre la part d'action que cette Eau peut exercer dans ce cas en favorisant par l'addition des Sels alcalins la combustion de la graisse par la chaleur dans l'économie du corps. L'usage de l'Eau de Vichy et un exercice régulier et modéré produisent d'excellents effets.

Affections chroniques et Engorgements.

Dans tous les engorgements, dans la plupart des affections chroniques, et surtout dans celles des organes abdominaux, l'usage des Eaux de Vichy est le plus puissant moyen qu'on ait à leur opposer : « Il faut seulement ne pas attendre que les affections soient arrivées à un tel degré de gravité qu'il ne reste plus aucune chance de succès. »

Nous extrayons de l'ouvrage du docteur A. Favrot (1), quelques lignes intéressantes pour les Eaux de Vichy au sujet des engorgements de l'utérus.

« Il est une forme d'engorgements extrêmement rebelles, ce sont ceux dits chroniques, qui viennent

(1) Favrot, *Maladies des Femmes.* 2e édition, chez G. Baillière.

compliquer certaines déviations de l'utérus, surtout l'antéversion. Le col de la matrice se trouve souvent pressé sur les bas-fonds du vagin, et l'émission sanguine périodique ne se fait que difficilement.

« Il se fait insensiblement à chaque époque menstruelle, dans les interstices du tissu de l'utérus, un dépôt de fibrine et de matière coagulable, qui augmente le volume de l'organe et prédispose certainement les femmes aux tumeurs fibreuses.

« Les préparations iodées auxquelles nous attachons tant d'importance sont alors insuffisantes. Il faut faire pénétrer dans le corps un principe qui rende le sang plus alcalin et lui fasse perdre sa coagulabilité.

« Les Eaux de Vichy ayant la propriété d'attaquer l'albumine, la fibrine, et d'amener la dissolution de ces substances, leur emploi devra alors être prescrit très-rigoureusement. La source **de la Grande-Grille** est celle que nous prescrivons de préférence, et, comme disait anciennement Bordeu, *par ce qu'elle remue plus efficacement la machine, et met les organes dans le plus grand jeu.*

« Il sera nécessaire souvent d'ajouter un traitement externe, qui consistera en douches tant abdominales que vaginales. Cette médication nous a donné d'excellents résultats. »

Maladies inflammatoires.

M. le docteur Cabarrus considère la diathèse acide comme la cause du plus grand nombre des maladies ; aussi emploie-t-il fréquemment les Eaux de Vichy dans toutes les *affections nerveuses et rhumatismales*. Il en fait usage encore dans les maladies franchement inflammatoires, où il a constaté leur efficacité, pour calmer la fièvre, diminuer la soif et ramener le calme.

(Extrait des Mémoires et des nombreuses observations publiées sur Vichy par le docteur Cabarrus).

Goutte et Rhumatisme.

Quelles que soient les opinions, quels que soient les débats de praticiens fort distingués sur la nature de la goutte, sur les crises, les dangers même qu'elle présente, il résulte d'observations nombreuses et parfaitement constatées que la médication par l'Eau de Vichy, aidée d'un régime convenable, a les effets les plus avantageux dans le traitement de la goutte. Elle ne parvient que rarement, il est vrai, à guérir radicalement la maladie, mais, en général, elle diminue la fréquence, la longueur, l'intensité des accès, atténue ou fait souvent disparaître les accidents locaux qui en sont la conséquence. Bien qu'elle ne puisse toujours dissoudre les nodus et autres concrétions tophacées déposées autour des articulations, elle triomphe facilement des engorgements qui proviennent de la raideur des ligaments et de la contracture des muscles. Si la prudence conseille de suspendre le traitement à l'approche ou pendant la durée d'une attaque, il a été maintes fois constaté que lorsqu'un malade est atteint d'un accès de goutte pendant qu'il prend les Eaux de Vichy, les douleurs sont moins vives, et elles durent moins de temps que dans les autres attaques.

Enfin, les goutteux ont une tolérance remarquable pour les Eaux de Vichy, ils boivent ordinairement les plus fortes, **celles des Célestins** ou **d'Hauterive,** et souvent en quantité considérable, sans qu'il en résulte ni gêne ni accident. Il est très-important pour eux, après leur départ de Vichy, de continuer l'usage de l'Eau minérale sous peine de perdre rapidement les bienfaits du traitement thermal, qui, pour une plus grande garantie de succès, doit être continué tant en bains qu'en boisson pendant deux ou trois années consécutives, selon le besoin. — Et ici nous ne saurions trop recommander l'usage des Sels naturels.

« La goutte, d'après le docteur Petit, reconnaît spécialement pour cause la présence dans le sang d'un excès d'acique urique ou des éléments qui servent à le former : aussi existe-t-elle presque toujours simultanément avec la gravelle rouge.

« L'analogie entre ces deux affections devient plus frappante encore lorsqu'on examine la nature des dépôts que la goutte laisse si souvent autour des articulations et dans d'autres parties du corps. L'analyse chimique démontre que ces concrétions sont formées le plus souvent d'urate de soude, et que, par conséquent, elles ont, comme la gravelle rouge, l'acide urique pour base : ainsi, chez les goutteux, il y a surabondance d'acide urique. Lorsque la sécrétion urinaire devient insuffisante pour éliminer cet acide, ou que, par une cause quelconque, il se trouve détourné de sa voie ordinaire d'élimitation, il se porte sur diverses parties du corps, mais plus particulièrement sur les articulations et les tissus fibreux, pour y déterminer ce qu'on appelle une attaque. Or, pour combattre cette diathèse goutteuse, et par suite atténuer, sinon guérir la goutte, l'usage des boissons alcalines, en neutralisant l'excès d'acide urique, constituera le traitement le plus puissant.

Guy Patin disait, en parlant des goutteux : *Quand ils*

ont la goutte, ils sont à plaindre; quand ils ne l'ont pas, ils sont à craindre. Cette réflexion est parfaitement juste, en tant qu'elle s'applique à cette multitude de recettes exploitées le plus souvent par des personnes qui se proclament bien haut étrangères à la médecine, comme si, parce qu'un médecin ne guérit pas la goutte, il devrait suffire de ne pas être médecin pour la guérir. Tous ces prétendus spécifiques, par la perturbation qu'ils apportent dans la vitalité des organes, contrarient la marche régulière de la maladie, et masquent insidieusement les symptômes jusqu'au moment où l'accès éclate plus douloureux et plus terrible. Mais tel n'est pas le mode d'action des Eaux de Vichy, et les goutteux voient, sous l'influence de ces Eaux, leur état s'améliorer sensiblement.

L'Eau de Vichy est surtout très-efficace contre la goutte articulaire, surtout si les accès se dessinent franchement et sont séparés par des intervalles de calme. L'action de ces Eaux, suivant M. Durand-Fardel, est à peu près la même contre la goutte acquise et contre la goutte héréditaire, et dans la goutte chronique aussi bien que dans la goutte aigüe (1).

Dans les affections rhumatismales goutteuses, l'usage interne des Eaux de Vichy est un utile, souvent même indispensable adjuvant des Eaux d'Aix (Savoie), et les sels de Vichy pour bains, employés dans le même but, en même temps que les Eaux thermales d'Aix, ont toujours produit d'heureux résultats (2).

(1) DURAND-FARDEL, *Lettres médicales sur Vichy,* 3ᵉ édition, chez Germer Baillière (Paris).

(2) Docteur baron DESPINE, Inspecteur honoraire de l'Etablissement thermal d'Aix-les-Bains (Savoie).

Albuminurie.

Le passage des matières albumineuses dans les urines est désigné sous le nom d'*albuminurie* ou *néphrite albumineuse*. Cette maladie a pour caractère constant: 1° l'appauvrissement considérable du sang; 2° la présence de désordres graves dans la circulation du sang; 3° des manifestations d'hydropysies partielles ou générales. Les résultats inespérés que l'usage continu des Eaux de Vichy a procurés dans ces derniers temps, sont bien de nature à appeler l'attention des praticiens sur cette médication (1); l'albuminurie est, en effet, une de ces maladies effrayantes de rapidité contre lesquelles il faut se hâter d'employer toutes les ressources de l'art. L'expérience a constaté que l'albuminurie, arrivée à un certain degré, et ne se compliquant pas encore d'altérations organiques, profondes, peut offrir les plus heureuses chances de guérison, quand on fait usage des Eaux de Vichy. Toutefois, à ce traitement par les Eaux minérales, il faut ajouter un régime tonique, fortifiant, fortement animalisé, associé aux vins généreux, aux boissons alcoolisées, aux préparations amères ; ce régime est propre à ranimer les forces digestives, régénérer les éléments albumineux, et reconstituer l'état normal de l'économie et l'équilibre du corps.

« Or, les Eaux de Vichy, par la stimulation produite
» sur la peau et sur la membrane gastro-intestinale,
» par la modification imprimée aux fonctions d'assimi-
» lation, d'innervation et de sécrétion, réunissent les
» conditions les plus favorables pour combattre le dé-
» périssement incessant des albuminurides (2). »

(1) MIALHE. *Chimie appliquée à la physiologie et à la thérapeutique.* Chez Victor Masson (Paris).

(2) MIALHE. *(Ibid.)*

Quelques malades ont été envoyés à Vichy, il y a quelques années, et disons-le, avec circonspection, doute et incertitude du résultat ; la médication était nouvelle ; mais bientôt ils ont éprouvé une telle amélioration, ils ont présenté des cures si merveilleuses, que l'on doit considérer aujourd'hui les Eaux de Vichy comme un des plus puissants auxiliaires du traitement de l'albuminurie.

Diabète sucré.

On désigne sous le nom de *Diabète* ou *Glycosurie,* la maladie principalement caractérisée par une excrétion excessivement abondante d'urine, plus ou moins chargée de matière sucrée (1).

Ces urines, inodores, incolores, semblables à du petit lait clarifié, présentent une densité très-remarquable, et, lorsqu'elles sont mises en ébullition avec une dissolution de potasse, de soude ou de chaux, elles prennent une couleur brune rougeâtre, d'autant plus foncée qu'elles contiennent une plus grande quantité de matière sucrée.

Cet état des urines est accompagné de sécheresse de la bouche, soif inextinguible, faim extraordinaire, abolition des forces corporelles, de la vision, des facultés génératrices, absence de sueurs, constipation, amaigrissement, dépérissement général, enfin de tous les désordres consécutifs de la consomption et de la phthisie.

Le point de départ de ces désordres, c'est l'urine sucrée.

(1) Voir comment se forme le glycose: **Maux d'estomac, Constipation,** par le Docteur CARNET.

Chez l'homme sain, l'alcalinité naturelle du sang suffit pour la transformation de la matière sucrée ; mais si l'alcalinité est insuffisante, la transformation n'a plus lieu. Le sucre n'étant plus ni décomposé, ni assimilé, se répand dans toute l'économie, devient un corps étranger, et, comme tel, est rejeté dans les glandes rénales et par tous les appareils sécrétoires ; la maladie existe alors, c'est le diabète En effet, le sucre a été trouvé dans la sueur, dans le sang et dans toutes les sécrétions des diabétiques.

La maladie diabétique a donc pour cause un vice d'assimilation du sucre par défaut d'alcalinité suffisante dans l'économie animale.

Chez l'homme sain, le sang est alcalin et doit rester alcalin pour l'accomplissement des fonctions interviscérales. Mais les éléments acides, constamment introduits dans l'économie, tendraient à prédominer, s'ils n'étaient équilibrés et éliminés par des sécrétions spéciales et acides, les sueurs et les urines. L'état physiologique comporte donc un ordre de sécrétions toujours acides : ce sont les sueurs, le suc gastrique, les urines ; et un autre ordre de sécrétions toujours alcalines ; ce sont les larmes, la salive, la bile, le suc pancréatique, les fèces.

La nature de ces sécrétions n'est pas une loi immuable de l'organisme, comme on l'a prétendu dans ces derniers temps. Elle est le résultat de l'équilibre nécessaire des principes acides et alcalins ; en même temps l'indication de la santé qui cesse dès qu'il y a défaut d'équilibre entre ces principes, tendant continuellement à se modifier sous l'influence de l'alimentation et des médicaments.

Cette modification de l'économie et des sécrétions

est une observation à suivre et observer tous les jours.

Le médecin qui ordonne les Eaux de Vichy comme médication alcaline trouve les urines acides avant le traitement et alcaline après le traitement. En changeant ainsi la nature des sécrétions, peut-il douter qu'il ait changé la nature du milieu où puisent ces sécrétions?

L'homme des villes, qui use d'une nourriture fortement animalisée, et qui généralement transpire peu, a souvent, dans ses humeurs, insuffisance d'alcalinité; il est alors affecté de gravelle urique, rhumatisme, rhumatisme goutteux, goutte, diabète, tandis que l'homme des campagnes, par suite des sueurs énormes déterminées par la constante activité et les durs travaux, et surtout par l'alimentation presque exclusivement végétale, se maintient dans l'alcalinité nécessaire des humeurs, et échappe aux infirmités des gens riches et sensuels.

Ce petit volume ne s'attache qu'au Traitement à Vichy et à des indications sommaires. Pour ceux qui voudraient avoir des données plus complètes, nous les renvoyons aux ouvrages spéciaux, et surtout à ceux de M. le docteur Mialhe; ils y verront que l'usage des Eaux de Vichy, et notamment celui des sources d'**Hauterive et des Célestins,** constituant une médication essentiellement alcaline, est d'une efficacité incontestable contre le diabète.

Le malade qui fait usage des Eaux de Vichy éprouve en peu de temps, surtout s'il a le courage de supprimer les féculents de toute nature et de ne se nourrir que du pain de Gluten, une amélioration extraordinaire.

S'il prend les Eaux minérales en quantité suffisante, le sucre disparaît peu à peu, puis complétement des urines ; La soif s'apaise, la vision reprend son intégrité, les forces générales renaissent, la constipation fait place à des selles bilieuses d'abord, puis régulières ; le calme succède au malaise, le sommeil à l'insomnie. Après quinze ou vingt jours de traitement, les malades peuvent quelquefois modifier l'alimentation à laquelle ils sont assujettis, reprendre avec modération l'usage du pain, des pommes de terre, des féculents, sans voir reparaître le sucre dans les urines, mais c'est l'exception et l'on ne saurait trop recommander la plus grande réserve.

Ces faits sont constants, ils sont signalés par les malades, par les médecins. Des malades diabétiques depuis assez longtemps, ont quitté Vichy dans un état d'amélioration extraordinaire ; d'autres, chez lesquels l'affection commençait, ont été guéris comme par enchantement dans un espace de temps très-court. Quelques semaines de séjour et de traitement suffisent pour paralyser et faire disparaître une maladie considérée naguère comme *incurable* et *toujours mortelle ;* du reste, lors même que la cause première ne pourrait être complétement détruite, qu'il y aurait nécessité de continuer toujours loin des sources l'usage des Eaux de Vichy, il faut convenir que la cessation des accidents morbides, la réintégration des forces, le bien-être obtenus à l'aide d'un remède qui n'est ni désagréable, ni assujettissant, doivent être considérés comme un incontestable succès et un véritable bienfait.

« C'est principalement par suite des vues théoriques » et des recommandations de M. le docteur MIALHE, » nous nous plaisons à lui rendre cette justice, que les » alcalins, et à ce titre, le traitement thermal de Vichy, » ont été prescrits aux diabétiques. »

DURAND-FARDEL. *Lettres médicales sur Vichy.*

Si nous nous sommes autant appesantis sur le diabète, c'est à cause de l'*alimentation* qui doit en quelque
sorte suivre le degré de la maladie. Il est difficile, en
effet, de quitter un régime pour en prendre un autre
tout différent sans qu'il y ait trouble dans les fonctions
digestives, aussi est-il très-important de savoir au juste
le degré de la maladie.

Pour le juger, il est un instrument d'un usage plus
simple que les divers procédés exigeant des connais-
sances spéciales ; c'est le *Diabétomètre*. Cet appareil,
d'un usage facile, a pour objet d'apprécier si les urines
contiennent du sucre et quelle quantité elles en contiennent; cet instrument est un diminutif du saccharimètre
employé dans les raffineries de sucre.

Le diabétomètre est composé d'un tube destiné à
recevoir la liqueur à analyser et d'un cadran divisé en
degrés. Chaque degré de la division correspond à un
gramme de sucre diabétique par litre d'urine. Il est
muni d'un prisme et à chaque extrémité de deux
glaces.

Toutes les instructions sont données dans la note qui
accompagne chaque appareil, tant pour la préparation
de la liqueur que pour le remplissage et le dosage.

Le liquide à analyser est introduit dans le tube, et
le degré marqué par le cadran indique la densité.

Le plus grand soin est nécessaire dans l'usage et
l'emploi de ce *vade mecum* du malade diabétique, véritable instrument de précision. Il faut, après chaque
opération, nettoyer parfaitement le tube central et les
éprouvettes avec de l'eau un peu vinaigrée. Toutes les
pièces, parfaitement nettoyées et essuyées, pourront
servir à des opérations ultérieures sans avoir à craindre

le moindre trouble dans les liqueurs à analyser. Avec un peu d'adresse, chacun peut suivre le progrès de la maladie, et, à distance, donner au médecin les indications pour le traitement à suivre. Et, comme nous le disions en commençant, cette maladie, jadis considérée comme mortelle, peut aujourd'hui se traiter comme toutes les maladies chroniques, sinon avec certitude de guérison, du moins avec certitude de soulagement.

SOURCES [1]

Qualités spéciales de chacune d'elles. — Toutes les Eaux minérales de Vichy sont claires, limpides, presque incolores, chargées d'une notable quantité de gaz acide carbonique, qui leur communique un goût piquant et aigrelet, assez agréable, et qui masque la saveur fade et légèrement lixiviative qu'elles doivent à leur thermalité et aux sels alcalins qu'elles contiennent.

Les différentes sources présentent toutes une composition analogue, assez semblable pour que les propriétés générales de l'Eau de Vichy soient communes à chacune d'elles; cependant, chaque source présente en même temps des conditions particulières de composition et de thermalité plus ou moins prononcées, plus ou moins faciles à définir, mais qui, dans la pratique, leur assignent des appropriations spéciales.

[1] Extrait de l'ouvrage du Docteur CARNET. — **Maux d'estomac, Constipation,** *Régime, Hygiène, Traitement.*

La totalité de l'eau fournie par les sources est de 500,000 litres par jour.

Célestins. — Il y a deux sources aux Célestins : l'ancienne, qui a une température de 12° centigrades et donne 400 litres par jour; la nouvelle, dont la température est de 14° centigrades et qui produit 7,000 litres environ.

L'ancienne source et la nouvelle sont situées à l'extrémité de l'ancien Vichy, en amont du pont de l'Allier, au milieu de l'emplacement des Célestins. On y arrive, soit par le beau parc de la rive droite de l'Allier, soit par la route de Nîmes.

La nouvelle source, captée en 1858, est située à gauche de la première. Elle jaillit d'une masse de rochers d'aragonite, sous une galerie d'un aspect imposant. Ses eaux s'appliquent aux mêmes maladies que la source ancienne.

Une superbe grotte, d'un effet grandiose, et une élégante galerie soutenue par des colonnes et des pilastres, forme, avec son joli jardin, un lieu de distractions et d'abri pour les malades.

En outre, des salons de conversation, des salles de billard, un pavillon en plein air y sont installés pour la commodité des buveurs qui s'y rendent en foule.

Ces Sources sont les plus riches en sels, en bicarbonate de soude surtout, et les plus chargées de gaz carbonique latent. Elles contiennent par litre 5 gr. 10 centigr. de bicarbonate de soude, 1 gr. 25 centigr. d'autres sels alcalins, 29 centigr. de sulfate et 4 centigr. de phosphate de soude, 2 milligr. d'arséniate de soude et 51 centigr. de chlorure de sodium ou sel marin.

Elles sont fraîches, pétillantes, agréables au goût.

Ce sont de toutes les sources de Vichy, excepté peut-être Hauterive, les plus énergiques et les plus stimulantes.

Leur action excitante se porte surtout sur le cerveau et sur les organes urinaires ; aussi déterminent-elles souvent chez les sujets sanguins, surtout s'ils en boivent plusieurs verres, des maux de tête, des étourdissements, des battements aux tempes, de légers éblouissements et même, s'il y a abus, des congestions cérébrales. Elles augmentent notablement la sécrétion de l'urine : aussi, pour peu qu'il y ait quelque disposition à la néphrite, à la cystite, elles exaspèrent presque toujours ces symptômes.

Elles stimulent vivement l'estomac, en aug-

mentant la vascularité, les sécrétions et l'excitabilité nerveuse, surtout si on les boit à jeun.

Les *Sources des Célestins* conviennent surtout
aux Malades atteints de *goutte*, de *gravelle*, de
calculs urinaires, car, plus que tout autre, elles
activent la sécrétion urinaire : leur efficacité
contre cet ordre de maladies est généralement
admise, principalement par les Malades qui
viennent depuis longtemps à Vichy

Elles conviennent également aux Malades
atteints d'*Atonie* (1); à ceux dont la constitution est molle, appauvrie; à ceux qui réagis-
sent difficilement et dont il faut stimuler vivement les fonctions digestives; aux Malades dont
les digestions sont lentes, pénibles, laborieuses,
et à peine terminées à l'heure du repas suivant.

Elles ne conviennent nullement aux Malades nerveux, faibles, délicats, vivement impressionnables; aux femmes nerveuses, affectées de pâles couleurs; aux Malades atteints
soit de *Gastralgie*, soit d'*Aigreurs*, soit de
Saburres, soit de *Gastrite* aiguë ou chro ni-
que.

Grande-Grille. — La Source de la *Grande-Grille*, connue de temps immémorial et la plus

(1) — DOCTEUR CARNET. **Maux d'estomac, constipation,** *Régime, Hygiène, Traitement.*

fréquentée, est située à l'angle Nord-Est de la galerie des Sources du grand Établisssement thermal, en face l'Hôtel du médecin-inspecteur, la Pharmacie Jaurand et l'Hôtel des Bains.

Son débit est de 98,000 litres d'eau par vingt-quatre heures : une partie de ses eaux est affectée aux Buveurs, l'autre à alimenter les Bains.

La température est de 40° : c'est par conséquent une des plus chaudes de Vichy.

La proportion de gaz carbonique dont elle est chargée est assez faible. Elle contient par litre 4 gr. 88 centigr. de bicarbonate de soude, 1 gr. 38 centigr. d'autres sels alcalins, 29 centigr. de sulfate et 13 centigr. de phosphate de soude, 2 milligr. d'arséniate de soude, 53 centigr. de sel marin et extrêmement peu de matière organique.

. Elle a une saveur lixiviative à laquelle on s'habitue cependant assez vite : on la digère en général sans peine ; certains estomacs la supportent difficilement ; on éprouve cependant rarement des symptômes de pesanteur et de plénitude de l'estomac, phénomènes qu'on observe quelquefois auprès des autres Sources. C'est une eau très-stimulante et qui agit vivement sur tout l'organisme.

Elle détermine parfois de légères purgations.

Elle convient surtout dans les cas d'*engorgement du foie*, de *coliques hépatiques*, d'*ictère* ou *jaunisse,* alors qu'il s'agit de rendre la bile plus fluide et de favoriser son cours; dans les cas d'*engorgement de la rate* et de *cachexie paludéenne* à la suite de *fièvres intermittentes.*

Elle est également employée avec succès dans les cas de *perte d'appétit, de dyspepsie atonique,* alors que la digestion est lente, pénible, laborieuse; de *flatuosités,* symptôme qui dépend souvent de l'atonie du tube digestif.

Elle convient aux sujets mous, débilités, affaiblis, qui ont besoin d'être plus ou moins stimulés.

Mais elle ne convient pas aux malades nerveux, dont l'estomac est doué d'une certaine susceptibilité : elle est trop stimulante pour eux. Elle ne convient pas dans les cas d'irritation, d'aigreurs , de gastralgie : c'est-à-dire quand l'estomac est le siége soit d'une irritation plus ou moins vive, soit d'un excès de sécrétion de suc gastrique, soit d'une excitabilité nerveuse plus ou moins prononcée.

La Source du Puits-Carré. — La Source du *Puits-Carré* est située au milieu de la gale-

rie Nord du grand Établissement, en contrebas du sol, et ne peut être vue qu'en visitant les galeries souterraines.

Son débit est de 212,000 litres par jour; sa température de 42°. Ses eaux, qu'on prescrivait autrefois aux personnes maigres et nerveuses, sont employées presque exclusivement aujourd'hui au service des Bains.

Source Chomel. — La *Source Chomel* est située au milieu de la galerie Nord du grand Établissement, près des bureaux de l'administration.

Son débit n'est que 2,600 litres par jour ; elle provient de la même nappe d'eau minérale que la source du Puits-Carré : ses eaux arrivent au moyen d'une petite pompe aspirante. C'est certainement une dérivation du Puits-Carré.

Sa température est de 44° : c'est la plus chaude des sources de Vichy, mais c'est aussi la moins chargée de gaz acide carbonique. Son caractère distinctif est d'être douée d'une odeur d'hydrogène sulfuré qui lui donne un goût désagréable et qui détermine, chez certaines personnes, des renvois nidoreux assez incommodes ; mais on évite facilement cet inconvénient en laissant l'eau s'évaporer dans le verre pendant quelques secondes avant de la boire.

Cette source est la plus douce, la plus anodine de toutes celles de Vichy, y compris même celle de l'*Hôpital* : ce qu'elle doit à sa température élevée et à la faible quantité de gaz acide carbonique qu'elle contient.

Elle convient surtout aux Malades *nerveux,* affaiblis, très-délicats, très-impressionnables, qu'il faut stimuler le moins possible ; dans les cas de *catarrhe* pulmonaire et d'affections de l'appareil respiratoire, à cause de l'hydrogène sulfuré dont elle est chargée ; de *gastralgie,* à cause de son action anodine et sédative.

Source de Mesdames. — La *Source de Mesdames* est située à l'extrémité Nord-Ouest de la galerie-Nord du grand Établissement ; elle fait pendant à la Source de la **Grande-Grille**.

Elle jaillit sous cette galerie ; mais elle sort de terre à 1,500 mètres de Vichy, sur la route de Cusset, près du Sichon, dans l'allée dite de *Mesdames*. Elle arrive en conduites forcées à l'Établissement thermal, sous une pression de 3 atmosphères de gaz acide carbonique ; aussi son goût n'est-il modifié en rien.

Son débit est de 20,000 litres par jour : sa température est de 16°.

Elle est très-gazeuse et surtout excessivement *ferrugineuse* : elle contient, par litre, 4 gr. de bicarbonate de soude, 1 gr. 22 d'autres sels alcalins, 2 centigr. de bicarbonate de *fer*, 25 centigr. de sulfate de soude, 3 milligr. d'arséniate de soude, et 35 centigr. de sel marin.

Elle a une composition chimique et des propriétés médicales qui se rapprochent beaucoup des Sources ferrugineuses de Spa, Forges, Pyrmont, Orezza.

Son émergence a lieu dans une vasque en étain. Ce métal empêche le dépôt du sédiment ocreux de carbonate de fer qui se produisait jadis dans la vasque en Volvic.

Elle exhale, comme la Source *Chomel*, une faible odeur d'hydrogène sulfuré. Elle est pétillante ; sa saveur est légèrement atramentaire et stypique, en rapport d'ailleurs avec la proportion de fer qu'elle contient.

Elle exerce sur tous les organes de l'économie une excitation très-vive, ce qu'elle doit, en partie, à la grande quantité de gaz carbonique dont elle est chargée.

Elle stimule vivement les fonctions digestives, ce qu'elle doit au gaz carbonique et très-probablement aux *trois* milligr. d'arséniate de soude qu'elle contient ; elle est légère à l'estomac et se digère très-aisément.

La Source de Mesdames convient surtout aux femmes atteintes de troubles divers de la *menstruation* ou de diverses affections de l'*utérus ;* aux jeunes filles atteintes d'anémie, de *chlorose,* de pâles couleurs.

Observation essentielle : débuter par de très-petites doses, surveiller attentivement l'action et n'augmenter que progressivement ; sinon, on s'exposera à déterminer des troubles dans les fonctions de l'estomac et du système nerveux, si susceptibles et si excitables chez les chlorotiques.

Cette Source ne convient pas aux gastralgiques : presque toujours elle augmente les troubles nerveux dont leur estomac est le siége.

Source de l'Hôpital ou source Rosalie.

— Ainsi nommée par Madame la comtesse de Mouchy qui a fait les frais du pavillon. La *Source de l'Hôpital* est située sur la place qui s'étend derrière le Casino, devant l'Hôpital civil ; elle jaillit dans une vasque de pierre, exhaussée de plusieurs marches au-dessus du sol, et abritée par une élégante coupole en fer. Prochainement, l'émergence sera descendue au niveau du sol et la source entourée d'un square.

Son débit est de 60,000 litres par jour ; une grande partie de ses Eaux se rend dans les citernes du petit Établissement, situé à côté, et qui doit être reconstruit quand la Source sera aménagée.

Sa température est de 30°.

Elle est plus gazeuse que celle de la *Grande-Grille*. Elle contient par litre : 5 gr. 02 de bicarbonate de soude, 1 gr. 21 d'autres sels alcalins, 29 centigr. de sulfate et 7 centigr. de phosphate de soude, 2 milligr. d'arséniate de soude, 51 centigr. de chlorure de sodium et une *notable quantité* de matière organique qui forme une légère écume verdâtre à la surface de l'eau.

L'Hôpital est, avec la source *Chomel*, la moins excitante des Eaux de Vichy. Elle doit à la matière organique qu'elle contient en assez grande quantité, certaines propriétés adoucissantes et même certaines qualités spéciales qu'il est impossible d'expliquer théoriquement, mais que la pratique force d'admettre. Moins chaude que la *Grande-Grille*, elle a une saveur plus douce, peut-être même un peu fade et légèrement nauséeuse pour quelques Malades.

Le peu de saveur qu'elle possède, le peu d'excitation qu'elle détermine, la rendent moins digestible que plusieurs autres sources pour certains estomacs, pour ceux surtout qui sont frappés d'atonie et qui ont besoin d'une certaine stimulation pour accomplir l'acte de la digestion.

Mais elle est très-bien supportée et convient à merveille aux estomacs qui sont le siége soit d'une irritation vasculaire plus ou moins vive, soit d'une hypersecrétion de suc gastrique, soit d'une excitabilité du système nerveux.

Elle convient donc surtout aux Malades atteints de ces *Maux d'estomac* nommés Gastrite, Saburres, Aigreurs, Gastralgie (1), c'est-à-dire aux Malades dont l'estomac affaibli, irritable, réclame une médication locale aussi douce et aussi peu stimulante possible.

Source du Parc. — Elle émerge dans le Parc, sous les magnifiques platanes du vieux

(1) Docteur CARNET. — **Maux d'Estomac, Constipation,** *Régime, Hygiène, Traitement.*

Parc, entre les Bains et le Casino. Elle est abritée par un kiosque élégant.

Elle jaillit, d'une profondeur de 48 mètres, par un puits artésien foré en 1846 : son jaillissement, intermittent et irrégulier, est aujourd'hui régularisé par un système spécial.

Son débit est de 48,500 litres par jour : sa température est de 22° : presque toute l'eau est conduite dans les citernes de l'Établissement ; une petite pompe aspirante fait le service de la buvette.

Elle est très-riche en gaz carbonique ; elle contient par litre : 4 gr. 85 de bicarbonate de soude, 50 centigr. d'autres sels alcalins, 31 centigr. de sulfate et 14 centigr. de phosphate de soude, 2 milligr. d'arséniate de soude et 55 centigr. de sel marin.

Elle convient surtout dans les cas de *dyspepsie atonique,* quand les digestions sont lentes, pénibles, laborieuses ; de *catarrhe* pulmonaire et d'affections de l'appareil respiratoire.

Sa température moyenne et sa richesse en gaz carbonique la rendent très-propre à l'*exportation,* et son usage a notablement augmenté depuis quelques années.

Source d'Hauterive. — La *Source d'Hauterive,* située à 6 kilomètres de Vichy, est

aussi du domaine de la concession de la Compagnie fermière de l'Établissement thermal de Vichy.

Son débit est de 30,000 litres par jour : température 14°.

C'est, de toutes les Eaux de Vichy, la plus chargée de gaz carbonique : sa composition chimique se rapproche beaucoup de celle des *Célestins,* dont elle possède d'ailleurs les propriétés et les qualités.

Ce que nous avons dit de la Source des Célestins s'applique parfaitement à la Source d'Hauterive.

Elle convient surtout : dans les cas de *goutte,* de *gravelle,* des *calculs urinaires,* car elle active notablement la sécrétion urinaire ; dans les cas de *diabète,* dans les cas de paresse et d'*atonie* de l'estomac.

Cette source, par la prédominance du gaz carbonique, est la plus propre à remplacer à distance l'Eau de Vichy pour les Malades qui ne peuvent venir à l'Établissement thermal, et elle supporte admirablement le voyage et ne s'altère pas par le transport.

A ces Sources, exploitées par la Compagnie fermière de Vichy, il faut ajouter les deux *Sources Lardy* et *Larbaud;* ce sont des pro-

priétés privées. Toutes les deux sont sur la
route de Nîmes. La première, forée en 1848,
est ferrugineuse et très-estimée ; la seconde,
est d'un forage plus récent (1857). Toutefois,
nous ne pouvons nous empêcher de regretter
que certaines difficultés intervenues entre la
Compagnie de l'Établissement thermal et les
héritiers Lardy, aient privé cette Source du
magnifique Parc qui l'entourait jadis, et qu'une
rue soit venue morceler un enclos si ombreux
et si tranquille. Des bains ont été construits
récemment. C'est un petit établissement, bien
aménagé, bien situé, composé de 30 baignoires
environ.

La Source Larbaud, sur la route de Nîmes,
a fait certains essais pour extraire, par congé-
lation, les sels des eaux minérales. Ces essais
sont, je crois, momentanément abandonnés.

CONSEILS

POUR BIEN PRENDRE LES EAUX AUX SOURCES.

———

Les Eaux de Vichy, comme toutes les Eaux minérales, comme tous les médicaments, doivent être employées avec beaucoup de prudence et de discernement, si on veut en retirer tout le bien qu'on est en droit d'en attendre. Si quelques malades se sont plaintes du peu d'efficacité des Eaux de Vichy, ce n'est souvent que parce qu'ils les avaient mal prises.

Nous allons donc donner quelques instructions claires, précises, essentiellement pratiques, pour bien prendre les Eaux.

I. — On va boire aux Sources deux fois par jour : 1° le matin, avant ou après le bain, selon l'heure ; 2° le tantôt, à 3 heures et demie ou 4 heures, après le Concert.

II. — On boit deux ou trois verres le matin, puis autant dans l'après-midi. Chaque verre contient 150 à 200 grammes d'eau. Les Sourcières vendent des verres et en prennent soin.

III. — Les premiers jours du Traitement, ne boire que *un* verre le matin et *un* verre le tantôt ; puis on augmente progressivement la dose jusqu'à deux ou trois verres, jusqu'à la quantité supportable sans en être incommodé.

IV. — Il ne faut pas boire les deux ou trois verres coup sur coup. Laisser entre chaque verre un intervalle d'un quart d'heure ou d'une demi-heure que l'on consacre à la marche. — Il vaut mieux se promener que rester assis ; l'exercice favorisela digestion et l'action bienfaisante de l'Eau minérale.

V. — Avaler d'un trait, afin que l'Eau ne perde ni son gaz, ni sa chaleur ; le gaz est très-utile à la légèreté de l'Eau pour l'estomac.

VI. — Cependant si on trouve trop pénible de boire d'un seul trait *un verre entier*, on peut, sans inconvénient, boire *deux demi-verres* en ne laissant que quelques instants d'intervalle entre chacun d'eux ; dans ce cas, bien entendu, mettre toujours une demi-heure d'intervalle entre chaque dose de deux demi-verres.

VII. — Si le genre de maladie, si la pluie, le brouillard, le froid, ne permettent pas de se rendre à la source, envoyer chercher l'eau ; dans ce cas, pour que celle-ci perde le moins possible de ses propriétés, on la puise à la source dans un verre rempli complétement ; on pose sur ce verre une assiette et on retourne le tout prestement sens dessus dessous ; l'eau se maintient parfaitement, le peu d'eau tombée du verre faisant occlusion, le liquide peut impunément être ainsi transporté.

VIII. — L'Eau minérale passe bien, quand elle ne *pése* pas sur l'estomac, qu'elle n'excite pas d'envie de vomir, qu'elle ne cause ni gène, ni douleur de tête, et qu'au bout d'un quart d'heure, d'une demi-heure, on se sent disposé à boire un second verre.

IX. — C'est à tort que des Malades se persuadent que les Eaux ne *passent pas,* lorsqu'ils n'urinent pas presque immédiatement. On ne les rend quelquefois que quatre ou six heures après les avoir bues.

X. — L'excès des meilleures choses nuit ; n'imitez pas les Malades qui, dans l'intention de hâter la guérison et d'abréger leur séjour à Vichy, boivent 8 ou 10 verres d'eau dès les premiers jours de leur arrivée. Cette imprudence occasionne des pesanteurs d'estomac, des douleurs générales, des dyspepsies, des fièvres inflammatoires, des maux de tête, etc.

XI. — Les Eaux de Vichy ne sont pas un remède pouvant produire en peu de jours les effets attendus. Vingt litres d'eau, pris en trois ou quatre jours, ne feront pas le même effet que la même quantité prise en vingt ou vingt-cinq jours. C'est par un grand nombre de petits effets, augmentés de jour en jour, qu'on obtient les plus parfaites guérisons.

XII. — En général, les Femmes, à certaines époques, doivent suspendre pendant quelques jours le Traitement minéral, souvent alors trop excitant.

XIII.—Il ne faut manger, en général, qu'une heure après avoir cessé de boire, lorsque l'on sent l'estomac entièrement libre et que l'eau est entièrement digérée ; nous disons en général, car il des cas où il convient de boire un demi-verre d'eau quelque temps avant de se mettre à table.

XIV. — Si les Eaux ne produisent pas tout d'abord le bien qu'on attend, ne pas se décourager : il est des tempéraments difficiles à émouvoir et des maladies opiniâtres.

XV. — Il ne faut pas terminer l'usage des eaux d'une manière brusque ; mais, sur la fin, diminuer progressivement la dose et revenir à la quantité par laquelle on a commencé. En effet, l'organisme humain supporte difficilement les changements brusques et subits. (Pâtissier).

XVI. — Les personnes qui viennent à Vichy pour leur plaisir ne doivent pas boire les Eaux ; défiez-vous des médicaments les plus simples, quand ils ne sont pas nécessaires.

XVIII. — Beaucoup de Malades ne s'aperçoivent que quelques jours après le retour au régime habituel de la famille des heureux effets des Eaux de Vichy. D'autres, au contraire, quelques jours après leur arrivée à l'Établissement thermal, éprouvent une sorte de recrudescence de la maladie dont ils sont atteints : tels sont surtout les *goutteux* et les Malades atteints de *coliques hépatiques*.

Il ne faut accuser les Eaux ni de cet effet tardif ni de cette recrudescence du mal : mais prendre patience et leur laisser le temps d'agir.

CONSTIPATION

—

Beaucoup de personnes, pendant le traitement thermal, sont affectées d'une constipation plus ou moins grande, soit que cet état leur soit habituel, soit qu'il dépende de l'action des Eaux.

Ces personnes pourront aisément faire disparaître cet état de malaise, en faisant usage de l'**Elixir purgatif** du Docteur CARNET. CetElixir, loin de nuire à l'action bienfaisante des Eaux de Vichy, ne fait que l'augmenter en lui ajoutant des effets *laxatifs* et *dépuratifs*.

Une Notice sur la nature de cet Elixir, son action, ses effets et son emploi, accompagne chaque flacon.

(1) Cet élixir se trouve chez M. Jaurand, pharmacien de S. M. l'Empereur, à Vichy, en face la Source de la Grande-Grille. — Prix du flacon : 3 fr.

CONSEILS

POUR BIEN PRENDRE LES BAINS.

—

Nous allons essayer d'indiquer quelle est la meilleure manière de prendre le bain; les règles hygiéniques à observer *avant, pendant* et *après*, pour que le bain produise toute son action bienfaisante, tous ses effets thérapeutiques.

I. — Les Baigneurs doivent avoir grand soin, en allant au bain et en en revenant, de se vêtir chaudement, surtout si le temps est froid et pluvieux. Ils feront bien de s'abstenir, à ce moment de la journée, de leurs vêtements d'été.

II. — On ne doit jamais se baigner lorsque le corps est en sueur ; il faut attendre, dans ce cas, quelques moments avant de se plonger dans l'eau.

III. — C'est ordinairement le matin, à jeun, que l'on va au bain; c'est l'heure la plus commode. On peut cependant s'y rendre à une autre heure de la journée, mais trois ou quatre heures après la fin du repas, et même est-il nécessaire de ne pas sentir alors de pesanteur d'estomac; l'oubli de cette précaution cause et a causé beaucoup d'accidents.

IV.—Pendant certaines époques, les Femmes doivent s'abstenir de bains.

V. — Avant d'entrer dans le bain, assurez-vous de la température de l'Eau : des thermomètres sont placés à cet effet dans tous les cabinets.

La meilleure température est celle de 30 à 32° centigrades.

VI. — On peut se mettre au bain, si on le préfère, revêtu d'un peignoir; les parties du corps qui ne sont pas dans l'eau sont ainsi à l'abri du froid.

VII.—Nous conseillons aux dames de mettre sur leurs cheveux un serre-tête en toile cirée. Les vapeurs aqueuses du bain sont mauvaises pour la chevelure, qui perd de sa souplesse, de son brillant, de son soyeux.

VIII. — Ne pas dormir dans le bain. La lecture peut faire passer agréablement l'*heure de prison cellulaire* à laquelle on est condamné.

XIX. — On peut boire dans le bain les Eaux minérales que l'on a envoyé chercher aux Sources; l'estomac les digère facilement. C'est là une habitude qui existe auprès de certaines Stations thermales et qu'il est regrettable de ne pas voir se développer davantage à Vichy.

Dans certains cas de dyspepsie, où les bains de vapeur sont prescrits, un excellent moment pour boire les Eaux est dans la vapeur. La sudation provoque l'altération, et par suite le besoin de boire. L'appétit est le meilleur digestif.

X. — En général, ne pas manger dans le bain; cependant, si le Malade éprouve de la faiblesse, une défaillance, on peut lui donner un bouillon.

XI. — La durée du bain tempéré est, en général, d'une heure; chez quelques Malades, atteints d'affections inflammatoires, d'irritation, ou doués d'un tempérament très-nerveux, il est quelquefois utile d'en prolonger davantage la durée.

XII. — Avant de sortir du bain, ayez tout prêt du linge sec et bien chaud, afin d'être, aussitôt dehors, enveloppé de toile ou de coton. Il faut se bien essuyer, bien sécher, bien frictionner, enfin, s'habiller rapidement.

Souvent, pour réveiller la vitalité des tissus, il est utile de se faire frotter avant ou après le bain avec un gant de crin ou de flanelle,

13. — Doit-on, après le bain, se mettre au lit et dormir quelque temps? Ceci n'est nécessaire que chez les Malades très-faibles, ou chez ceux que des crises douloureuses ont privé de sommeil la nuit précédente.

Cependant nous devons faire remarquer qu'il y a, dans le repos de quelques instants, une excellente manière de provoquer une sudation sans danger pour les douleurs.

XIV. — Ordinairement, il est de beaucoup préférable de faire une courte promenade ; à moins que le temps soit humide et froid, qu'il pleuve ou qu'il fasse beaucoup de vent. Et encore! Bien couvert et les pieds bien secs, la promenade est, par sa récréation, la meilleure suite à donner au bain.

XV. — Le nombre des bains varie habituellement entre 20 et 25 ; sans rien là d'absolu : il augmente ou diminue, selon l'effet ressenti, selon le résultat obtenu. Le médecin peut seul apprécier.

CONSEILS

POUR BIEN PRENDRE LES DOUCHES.

L'Établissement thermal de Vichy, et surtout celui de première classe, possède des
appareils très-nombreux, très-complets et parfaitement installés pour donner toutes espèces
de douches.

Des employés des deux sexes, très au cou-
rant de ce service spécial, et fort habiles, donnent ces douches aussi bien que dans les
Établissements hydrothérapiques de Paris, de
Bellevue, de Divonne, d'Aix, etc.

Indiquons en quelques mots en quoi consistent ces douches, quels sont les cas où l'on
doit les prendre, et comment il faut les prendre.

Il y a trois espèces de douches : les douches
en colonne, les douches *en pluie,* les douches
ascendantes.

Parlons d'abord des douches ascendantes,
qui n'ont que très-peu de rapport avec les deux
premières.

1. Douches ascendantes. — Elles consistent en un jet d'Eau de Vichy, dont on se sert en guise de lavement ou d'injection.

Une canule, percée d'un seul orifice pour les douches rectales ou lavements, ou percée de plusieurs trous *latéraux*, (nous disons latéraux avec intention, toute autre perforation étant dangereuse pour les douches vaginales ou injections,) est fixée au milieu d'une cuvette à bascule, sur laquelle s'assied le Malade : il peut ainsi, sans se déranger, laisser écouler l'eau introduite dans les organes.

Les douches *vaginales* (que l'on peut également prendre dans une baignoire, pendant le bain), s'appliquent à plusieurs affections de l'utérus, dans le cas d'engorgement et surtout de catarrhe.

Les douches *rectales* conviennent dans les cas d'atonie et d'inertie du gros intestin ; dans les catarrhes de la vessie et les engorgements de la prostate.

2. Douches en colonne. — Ces douches consistent en un gros jet d'Eau minérale, vertical ou horizontal, que l'on dirige à volonté sur les diverses parties du corps.

A l'impression de l'eau froide ou chaude sur

la peau, s'ajoute le choc, qui agit plus profondément et fait subir aux muscles et aux viscères une sorte de massage activant la circulation. Ces douches sont souvent suivies, le lendemain surtout de leur application, d'un sentiment de courbature, dans les parties qui ont été frappées par la colonne d'eau ; d'ailleurs cet effet disparaît bientôt.

L'action de cette médication est essentiellement tonique et stimulante.

3. Douches en pluie. — Ces douches consistent en une pluie fine d'Eau minérale, tombant d'une certaine hauteur, ou projetée latéralement avec plus ou moins de force. Il y a des douches en pluie *froide*, en pluie *tiède* ou en pluie très-*chaude*.

C'est par la transition de ces trois températures brusquement changées que souvent sont obtenus de très-bons résultats.

Les Douches en pluie *froide,* les plus fréquentes et les plus utiles, produisent deux sortes d'effets : des effets physiques, qui résultent de l'action propre de l'eau froide employée (l'eau des douches doit varier entre 15 et 18°); des effets physiologiques, qui sont l'expression de la résistance vitale : ces derniers sont les

plus importants et constituent l'action thérapeutique.

Le premier effet de la douche en pluie *froide*
est de déterminer un tressaillement général,
un ébranlement nerveux; la circulation capil-
laire de la peau ne se suspend pas, mais la peau
pâlit légèrement et se refroidit.

Si la douche ne dure que 1 à 2 minutes,
presque aussitôt le cours du sang reprend une
nouvelle activité et devient même plus rapide
qu'auparavant : la peau devient rouge et plus
chaude. La résistance vitale se montre ici dans
toute sa force et donne naissance à une réaction, à des effets physiologiques.

Donc, une douche en pluie d'eau *froide,* appliquée 1 à 2 minutes, exerce sur l'organisme
une action stimulante, fortifiante.

Mais, si l'application de la douche se prolonge pendant 8, 10 minutes, la circulation ca-
pillaire s'arrête; la peau pâlit et se refroidit;
la réaction vitale ne se produit plus spontané-
ment, mais réclame le secours de moyens arti-
ficiels : la force de résistance a été dépassée.

Donc, la douche en pluie *froide,* pour être
tonique, pour être suivie d'une réaction fran-
che et spontanée, ne doit pas durer plus de 1 à
2 minutes.

Les douches en pluie *tiède* agissent diffé-
remment; le corps n'éprouve plus ni saisisse-
ment ni impression pénible ; dans ce cas, elle
peut et doit même être continuée pendant 4 à
8 minutes. On constate alors : un faible abais-
sement de température; un léger ralentisse-
ment du cours du sang ; un peu de décoloration
de la peau ; *pas de réaction ;* une action sédative,
calmante, tempérante, modératrice.

A part ces effets physiques et physiologiques immédiats de l'application d'une douche
froide, il se produit des effets consécutifs. La
fréquence de la stimulation de la peau par l'eau
froide ne tarde pas à réagir sur le reste de l'é-
conomie : il en résulte bientôt plus d'ensemble
et plus d'harmonie dans les fonctions d'assimilation et d'élimination ; la production de chaleur animale devient plus active ; l'appétit
augmente ; la digestion s'exécute plus libre-
ment, plus aisément, à l'insu du Malade ; la
nutrition devient plus parfaite ; l'impressiona-
bilité et l'excitabilité du système nerveux en
diminuent d'autant ; la santé enfin reparaît.

CONSEILS

POUR BIEN PRENDRE LES DOUCHES.

I. — Pour que les douches froides produisent de tels résultats, il faut qu'elles soient *bien* administrées. Les Douches doivent être précédées d'un peu d'exercice afin que, en se présentant à l'action de l'eau froide, le corps soit *un peu* échauffé : évitez cependant un état de moiteur.

II. — Se couvrir la tête d'un serre-tête, afin de préserver les cheveux de l'action de la Douche.

III. — Pendant la Douche, se frictionner avec force la poitrine et les bras.

IV. — La Douche froide ne doit pas durer plus de 2 minutes pour les sujets les plus robustes, et plus de 30 à 60 secondes pour les sujets faibles, nerveux, vivement impressionnables; prolongée d'avantage, la douche perd ses effets toniques et peut être suivie de malaise.

La douche terminée, le Malade doit être immédiatement enveloppé dans un grand drap de toile ou de coton bouclé un peu rude, avec lequel les gens de service le sécheront et le frictionneront : le tout *très-rapidement.*

VI. — Le Malade devra alors se réhabiller et faire une petite promenade au grand air.

VII. — Les Personnes âgées ne devront pas prendre de Douches, de douches froides surtout : la réaction vitale, qui succède au froid qu'elles déterminent, n'étant pas suffisante, il pourrait en résulter des inconvénients graves.

VIII. — Les Personnes *nerveuses* se trouveront très-bien de l'emploi des Douches en pluie *tiède :* les Douches en pluie *froide* pourraient quelquefois les exciter trop vivement.

RÉGIME A VICHY

Pendant l'usage des Eaux de Vichy, faut-il proscrire de l'alimentation le vin, le lait, le vinaigre, les fruits? à notre point de vue personnel c'est inutile. Il est démontré aujourd'hui que les raisins, les fraises, rendent l'urine fortement alcaline et amènent des cures dans certaines affections de la vessie, dans la gravelle, la goutte, etc. Tous les acides organiques et autres contenus dans la plupart des fruits et notamment les fruits rouges, se brûlent alors dans l'économie et laissent pour résidu des carbonates alcalins.

Le vin présente des réactions semblables. Par son mélange avec l'Eau minérale, il se décompose il est vrai immédiatement, il *noircit* dit-on. Il y a là un fait chimique: la partie acide est déplacée avec effervescence par l'acide carbonique, et donne lieu à du tartrate double de potasse et de soude, qui se transforme lui-même en carbonate de potasse et de soude. Il n'y a donc là rien de contraire à l'action des Eaux.

L'observation journalière prouve même que l'urine s'alcalise aussi promptement par l'usage de l'Eau de Vichy coupée avec du vin, que par l'usage de l'Eau de Vichy pure. — Toutefois ce sera au Malade à apprécier si les Eaux lui passent facilement à table et en mangeant, auquel cas nous lui conseillons ce mode d'emploi; malgré ce que nous avons dit plus haut.

Le régime que les malades doivent suivre n'empruntera donc rien de particulier à la nature chimique du traitement thermal ; il devra être constamment subordonné aux phases de la maladie et aux besoins de l'organisation. Toutefois dans ce travail des eaux minérales, il y a grande excitation de la muqueuse de l'estomac ; nous conseillons donc de bien *mâcher* les aliments de manière à provoquer la salive ; les maladies d'estomac ne provenant souvent que d'un défaut de mastication.

Toutefois il faut user d'une certaine modération dans le boire et le manger : certains Malades, en se laissant aller à l'appétit, développé par l'action des Eaux, compromettent l'effet des Eaux.

Quant au Régime proprement dit, nous ne saurions entrer dans tous les détails que comporte ce sujet important : nous renvoyons à l'ouvrage du Docteur Carnet (1).

Entre les repas, on s'abstiendra autant que possible de prendre soit de la bière, soit des limonades, soit du punch ou des liqueurs fortes ; le thé ou le café après les repas n'a, selon moi, rien de contraire à l'effet des Eaux.

Nous ne devons cependant pas omettre un dernier conseil. Rien n'aide au traitement thermal comme la distraction. Si une chance heureuse vous a fait obtenir votre bain le matin, ne vous contentez pas toujours du concert de la journée ; faites comme dans les Pyrénées, ne négligez pas les excursions. Mais pour ne pas suspendre le traitement, emportez avec vous la quantité

(1) Docteur CARNET. — **Maux d'estomac ; Constipation,** *Régime, Hygiène, Traitement.* — 1 vol. 2 fr. chez tous les Libraires de Vichy.

d'Eau minérale que vous auriez bu à la source; c'est une petite dépense de *trente centimes* ; mais la digestion facile sera provoquée par la distraction et vous en serez mieux.

Mais ce que je ne saurais trop blâmer, c'est de suspendre le traitement sous le prétexte d'un plaisir, ou la manière de se traiter de certaines gens, qui, rentrant de promenade à cinq heures moins quelques minutes, courent à la source, boivent à la hâte un ou deux verres d'Eau minérale et descendent à la table d'hôte en ne prenant que le temps nécessaire aux soins de toilette nécessités par leur promenade.

Rien à mon avis n'est plus pernicieux pour l'estomac que cette manière de se soigner.

MAUX D'ESTOMAC

CONSTIPATION [1]

De toutes les maladies, de toutes les infirmités auxquelles est sujette l'Humanité, les
Maux d'Estomac et la *Constipation*, sont bien
certainement les plus fréquentes ; elles sont
surtout de celles qu'il est le plus important
de faire disparaître le plus tôt possible, car,
plus que toute autre, elles s'agravent avec
le temps et ne tardent pas, en outre, à exercer
sur le reste de notre organisme, une influence
secondaire des plus fâcheuses.

[1] Docteur CARNET. — **Maux d'Estomac, Constipation,** *Régime, Hygiène, Traitement.* — 3ᵉ édition notablement augmentée. — Un volume 2 fr.— Reçu *franco* 2 fr. 20 c.
(en timbres-poste). A Paris, chez Napoléon Chaix, éditeur,
rue Bergère , 20. A Paris, à Vichy, en Province, à l'Étranger,
chez *tous* les Libraires.

La fréquence des Maux d'Estomac et de la Constipation habituelle, que ces affections existent ensemble ou séparément, est due à ce que :

1° Les causes qui peuvent, soit immédiatement soit après une plus ou moins longue échéance, déterminer des troubles fonctionnels dans notre appareil digestif, sont extrêmement nombreuses et de nature très-diverse ;

2° Nous ne savons pas *bien* vivre, c'est-à-dire bien régler le nombre, la distribution et l'importance de nos repas, et surtout choisir les aliments les plus digestibles, les mieux appropriés à notre âge, à notre tempérament, à notre constitution, à notre genre de vie, à l'état de nos organes digestifs ;

3° Nous négligeons trop souvent de suivre les règles les plus importantes de l'Hygiène, omissions qui finissent toujours, tôt ou tard, par porter une atteinte plus ou moins sérieuse à notre santé ;

4° Quand notre estomac ou nos intestins commencent à mal fonctionner, nous ne nous en préoccupons pas assez et nous négligeons d'y porter remède tout aussitôt : nous laissons ainsi empirer le mal, qu'un Régime convenable et un Traitement simple et facile eussent rapidement fait disparaître dès le début.

Je crois donc accomplir une œuvre utile en enseignant, en vulgarisant, en mettant à la portée de tous, la *Science de se bien porter,* de prévenir et de guérir les *Maux d'Estomac* ainsi que la *Constipation.*

Cette Science est peu connue du Public, car les nombreux et remarquables ouvrages qui s'en occupent sont écrits par des Médecins et des Savants *pour* des Médecins et des Savants et nullement pour Tout le Monde ;

Cependant c'est une Science qui intéresse Tout le Monde, les Malades surtout.

Je vais donc essayer de l'expliquer et de la faire comprendre dans ce livre, que je me suis efforcé de rendre clair, simple, concis, intelligible à tous.

Je divise ce vaste sujet en six parties :

I. — Histoire de la Vie. — Quelle

est la disposition intérieure de notre corps ? — Comment en sont groupés et agencés les divers organes ? — Comment s'en opèrent les principales fonctions ? — Quel est le mécanisme et le but de la Digestion, de la Circulation du sang, de la Respiration, de la Nutrition,... etc.?

II. — Maux d'Estomac. — Disposition,

structure et fonctions de l'Estomac. — Pourquoi mangeons-nous? — Quel est le rôle physiologique et la destination définitive des diverses espèces d'aliments et de boissons dont nous nous nourrissons? — Comment se digèrent ces aliments et ces boissons? — Comment se transforment-ils en notre sang, puis en notre propre chair? — Quels sont les malaises, les dérangements, les troubles divers, les maladies, qui peuvent survenir dans les fonctions de l'Estomac? — Quelles en sont les Causes, directes ou indirectes, immédiates ou éloignées? — A quels Signes peut-on aisément en reconnaître la nature, la forme et les noms, les distinguer les uns des autres?

Quel est le Régime spécial, quels sont les aliments et quelles sont les boissons qui conviennent le mieux à chacun d'eux?

Quel en est le Traitement, simple, facile à suivre, rationel et efficace, et que tout Malade intelligent peut se prescrire lui-même?

III. — Constipation. — Disposition, structure et fonctions des Intestins — Quelles sont les Causes qui déterminent et entretiennent une Constipation habituelle? — Quel est le Traitement le plus simple, le plus pratique et le plus efficace à suivre? — Quel

est le Régime et quelle est l'Hygiène à observer, pour la faire cesser et pour en prévenir le retour?

IV. — Régime. — Quelles sont les qualités nutritives des diverses espèces d'Aliments ? — Quels sont ceux qui se digèrent le mieux ? — Quels sont ceux qui se digèrent le moins bien ? — Quelle influence les diverses préparations culinaires exercent-elles sur leur digestibilité ? — Quelles sont les meilleures manières de les apprêter, de les accommoder ?

Quelles sont les propriétés hygiéniques des diverses espèces de Boissons ?

V. — Hygiène. — Quelles sont les lois les plus importantes de l'Hygiène, celles dont l'observation contribue le plus au maintien de la Santé, ou à son rétablissement ? — Quelles sont surtout celles qui sont relatives aux fonctions de l'Estomac et des Intestins, à l'alimentation, aux repas, au Régime ?

VI. — Traitement — Comment agissent et comment doit-on employer les divers agents du Traitement:

Les Médicaments spéciaux ;

L'Hydrothérapie et les Bains ;

Une Saison aux Eaux:

Une Saison aux Bains de mer.

Vichy. — Imp. de A. WALLON.

RENSEIGNEMENTS

SUR

LES EAUX MINÉRALES

NATURELLES

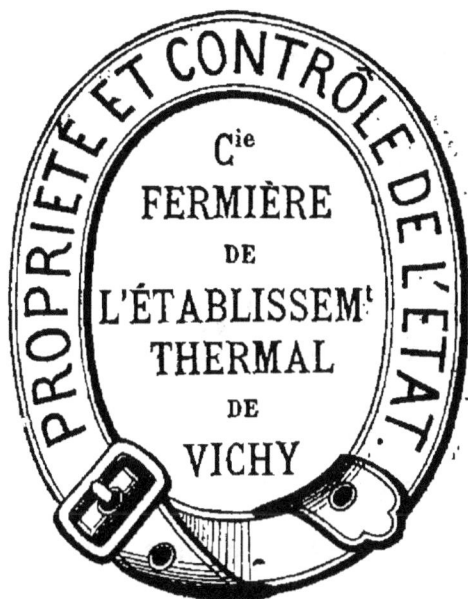

PROPRIÉTÉ ET CONTRÔLE DE L'ÉTAT.

Cie
FERMIÈRE
DE
L'ÉTABLISSEMᵗ
THERMAL
DE
VICHY

ADMINISTRATION

DE LA

COMPAGNIE DE VICHY

22, boulevart Montmartre, 22

PARIS.

Les produits extraits des Eaux par l'Établissement thermal de Vichy ne peuvent se vendre qu'avec l'estampille du

CONTROLE
DE
L'ÉTAT

Ce contrôle a pour objet de surveiller l'évaporation des eaux et de certifier que les Sels pour **Bains** et **Boisson**, et ceux servant à la fabrication des **Pastilles digestives**, sont réellement extraits des sources et employés sous la surveillance de l'Etat.

(Arrêté ministériel du 17 mars 1857).

FAC SIMILE

CONTRÔLE
DE L'ÉTAT,
ARRÊTÉ MINISTÉRIEL
du 2 Mars 1857.

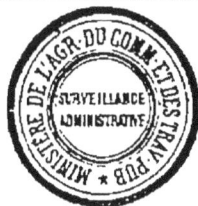

MINISTÈRE DE L'AGR· DU COM· ET DES TRAV· PUB·
SURVEILLANCE
ADMINISTRATIVE

EXTRACTION ET EMPLOI
DES
SELS NATURELS
DE
VICHY

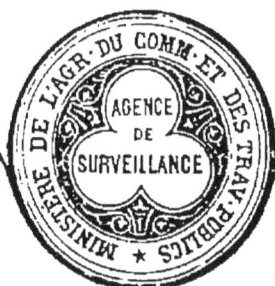

MINISTÈRE DE L'AGR· DU COMM· ET DES TRAV· PUBLICS
AGENCE
DE
SURVEILLANCE

LA BANDE et **LE CACHET DU CONTROLE** sont sur les Produits, comme **LA CAPSULE** sur la Bouteille, la garantie offerte par l'Etat au public, contre **LES PRÉPARATIONS ARTIFICIELLES, DITES DE VICHY.**

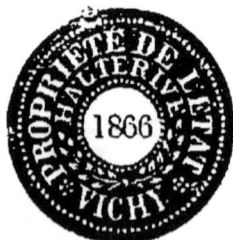

PRODUITS

DE L'ÉTABLISSEMENT THERMAL

DE

VICHY

EXTRAITS DES EAUX

SOUS LA SURVEILLANCE ET LE

CONTROLE DE L'ÉTAT

	PRIX	
	fr.	c.
Sels pour Bains de Vichy chez soi		
ROULEAU................. 250 grammes	1	»
Franco de port et d'emballage par 20 rouleaux, En France.		
Sels pour Boisson artificielle de Vichy		
FLACONS GRÈS........................	5	»
BOITE DE 50 PAQUETS (chaque paquet pour un litre d'eau)......................	5	»
La boite s'envoie *franco* en France.		
Pastilles digestives.		
1/2 BOITE.............. 70 grammes.	1	»
BOITE.............. 140 —	2	»
BOITE.............. 500 —	5	»
La boite de 500 grammes s'envoie *franco* en France.		

EXPÉDITION DES EAUX
DES
SOURCES DE L'ÉTABLISSEMENT THERMAL

Chaque bouteille est revêtue d'une capsule en étain indiquant le nom de la source et le millésime de l'année du puisement ; d'une étiquette portant la vignette de l'établissement thermal, et dans le papier : **Propriété et Contrôle de l'Etat.**

Le poids de la Caisse de 50 Bouteilles est de 105 à 107 kil.

Les eaux pour boisson sont puisées, mises en bouteilles, bouchées, scellées et expédiées par les concessionnaires, sous la surveillance de l'Administration. (Extrait de la loi de concession de l'Etablissement thermal de Vichy 1853).

EMBALLAGE DES EAUX
FRANCO

Pour 50 bouteilles ou demi-bouteilles.

1 fr. par caisse au-cssous de 50 Bouteilles ou Demi-Bouteilles.

La Compagnie a adopté depuis peu un emballage spécial en usage à Cognac et sur les bords du Rhin ; il est composé d'enveloppes en paille tressée. Ces enveloppes ont l'avantage de pouvoir être utilisées pour les usages domestiques et diminuent le poids de la caisse. **1 fr. de plus par caisse.**

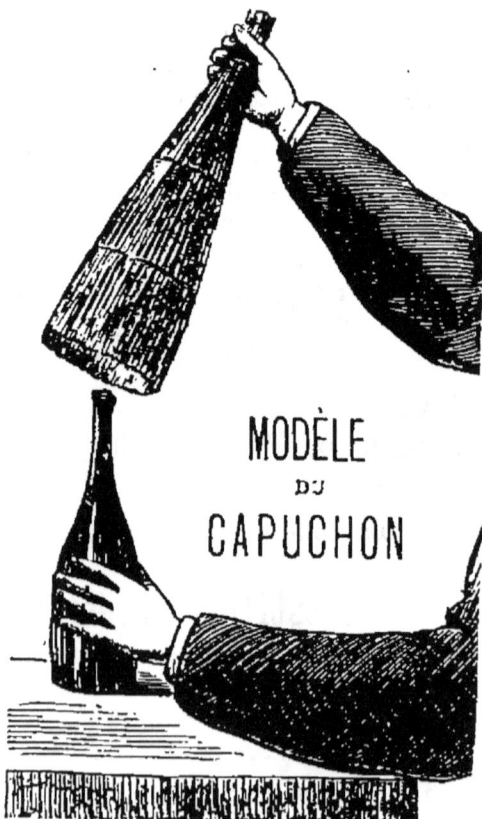

MODÈLE
DU
CAPUCHON

LES EAUX MINÉRALES FRANÇAISES & ÉTRANGÈRES

SONT TOUTES VENDUES PAR LA COMPAGNIE DE VICHY

22, boulevart Montmartre, à Paris.

PRIX DE LA BOUTEILLE
EMBALLAGE FRANCO pour toutes demandes de 50 bouteilles.

Alet	1 »	Bicarbonatée calcique.	Aude.
Allevard	1 »	Sulfurée calcique.	Isère.
Amélie-'es-Bains.	» 90	Sulfureuse.	H.-Pyrénées
Id. 1/2	» 80	Id.	Id.
Amphion	» 90	Alcaline ferrugineuse.	H.-Savoie.
Antogast	» 60	Alcaline gazeuse ferrug.	Gr.duché deB
Auteuil	» 50	Ferrugineuse froide.	Seine.
Bagnère-de-Big...	1 »	Sulfatée calcique.	H.-Pyrénées
Bagnère-de-L. 3/4	1 25	Sulfurée sodique.	H.-Garonne
Balaruc	1 30	Chlorurée sodique.	Héraut.
Barèges 3/4	1 »	Sulfureuse sodique.	H.-Pyrénées
Id. 1/2	» 80	Id.	Id.
Birmenstorff	1 25	Purgative.	Suisse.
Bonneleau	» 75	Ferrugineuse.	Somme.
Bondonneau	» 80	Alcaline sulfureuse.	Drôme.
Bonnes 3/4 c	» 90	Sulfureuse sodique.	B.-Pyrénées
Id. 1/2	» 75	Id.	Id.
Id. 1/4	» 60	Id.	Id.
Bouillens (Vergèze).	» 75	Ferrugineuse.	Gard.
Bourb.-les-Bains.	1 »	Chlorurée sodique.	H.-Marne.
Bourboule (la)	1 »	Chlorurée sodique.	P.-de-Dôme.
Bussang	» 60	Alcaline froide ferrug.	Vosges.
Bauche (la)	» 90	Bicarbonatée hyposulfit.	Savoie.
Campagne	1 »	Ferrugineuse.	Aude.
Carlsbad	1 50	Saline.	Bohême.
Id. 1/2	1 »	Id.	Id.
Cauterêts. 3/4	1 »	Sulfureuse thermale.	H.-Pyrénées
Id. 1/2	» 90	Id.	Id.
Cransac	1 20	Sulfatée calcique.	Aveyron.
Capvern	1 »	Bicarbonatée sulfatée.	H.-Pyrénées
Challes	1 25	Sulfurée iodo-bromurée.	Savoie.
Chateldon	» 65	Acidule (Eau de table).	P.-de-Dôme
Condillac	» 50	Id.	Drôme.
Contre-(la Souver..	» 70	Ferrugineuse froide.	Vosges.
xéville (Pavillon ...	» 75	Id.	Id.
Desaignes (Auguste)	» 75	Bicarbonatée sodique.	Ardèche.
Id. (César)	» 55	Id.	Id.
Ems	» 75	Bicarbonatée sodique.	Nassau.
Id. 1/2	» 60	Id.	Id.
Enghien	» 70	Sulfurée, calcaire, froide	S.-et-Oise.
Id. 1/2	» 60	Id.	Id.
Id. 1/4	» 50	Id.	Id.
Evian	1 20	Alcaline froide.	Savoie.
Etuz	» 90	Ferr. magn. bicarbonatée	H.-Saône.
Forges-les-Eaux..	1 »	Ferrugineuse froide.	Seine-Infér.
Friedrichshall	1 50	Saline purgative.	Saxe.
Id. 1/2	1 »	Id.	Id.
Grandrif	» 50	Bicarbonatée calcique.	P.-de-Dôme
Guillon	1 »	Sulfurée calcique.	Doubs.

Griesbach	» 60	Calcique carbonatée.	Duché de B
Heilbrunn	1 50	Saline iodurée bromurée.	Bavière.
Hombourg	1 »	Chlorurée sodique.	Id.
Kissin-gen (Bitterswass..	» 55	Saline purgative.	Id.
Kissin-gen { Rakoczy	1 25	Chlorurée sodique.	Id.
Kissin-gen (Id.... 1/2	1 »	Id.	Id.
Kreusnach	1 50	Saline.	Prusse.
Labassère 3/4	» 90	Sulfureuse sodique froide	H.-Pyrénées
Id. 1/2	» 65	Id.	Id.
La Malou	» 80	Ferrugineuse bicarbonat.	Hérault
Marienbad	1 50	Sulfatée sodique.	Bohême.
Marlioz	» 80	Sulfurée sodique.	Savoie.
Miers	» 90	Sulfatée sodique.	L{ t.
Mondorf	» 80	Sulfatée sodique.	G. D. de Lux
Mont-Dore	1 »	Ferrugineuse bicarbonat.	P.-de-Dôme
Id. 1/2	» 85	Id.	Id.
Id. 1/4	» 70	Id.	Id.
Nabias (Gazost)	» 75	Sulfurée iodo-bromurée.	H.-Pyrénées
Nauheim	1 25	Chlorurée sodique.	Hesse-Elect.
Niederbrunn	1 25	Saline laxative,	Bas-Rhin.
Orezza	1 »	Ferrug. acidulée froide.	Corse.
Passy	» 80	Ferrugineuse froide	Seine.
Pierrefonds	» 70	Sulfureuse calcaire.	Oise.
Plombières	» 75	Ferrugineuse bicarbonat.	Vosges.
Pougues	» 80	Bicarbonatée calcique.	Nièvre.
Pullna	1 50	Saline purgative.	Bohême.
Id. 1/2	1 »	Id.	Id.
Passug	» 90	Bicarbonatée.	Suisse.
Petersthal	» 60	Ferrugineuse.	G.D.deBade
Renaison	» 35	Bicarbonatée mixte.	Loire.
Rippoldsau	» 70	Ferrugineuse.	D. de Bade.
Saint-Alban	» 50	Bicarbonatée sodique.	Lorie.
Saint-Christophe	» 75	Ferrugineuse bicarbonat.	Saône-et-L.
St-Denis-lès-Blois	» 75	Ferrugineuse bicarbonat.	Loire-et-Ch
Saïdschutz	1 50	Alcaline purgative.	Bohême.
Id. 1/2	1 »	Id.	Id.
Saint-Galmier	» 40	Bicarbonatée calcaire.	Loire.
Saint-Moritz	1 »	Ferrugineuse bicarbonat.	Suisse.
Saint-Pardoux	» 90	Ferrugineuse froide.	Allier.
Saxon	1 50	Chloro-bromo-iodurée.	Suisse.
Schwalbach	1 25	Ferrugineuse gazeuse.	Nassau.
Schwalheim	» 55	Eau de table acidulée g.	Hesse-Elect
Sedlitz	1 50	Saline purgative.	Bohême.
Id. 1/2	1 »	Id.	Id.
Seltz	» 70	Acidule gazeuse.	Nassau.
Id. 1/2	» 60	Id.	Id.
Sierck	1 »	Chlorurée sodique.	Moselle.
Soultzbach	» 75	Ferrugineuse froide.	Haut-Rhin.
Soulz- (Brun-Nessel.	» 55	Bicarbonatée sodique.	Id.
matt { ou commun..	» 55	Id.	Id.
Spa	» 70	Acidule ferrugineuse.	Belgique.
Uriage 1/2	» 60	Sodique sulfureuse.	Isère.
Id. 1/4	» 35	Id.	Id.
Vals Source Marie	» 75	Bicarbonatée sodique.	Ardèche.
Visoz	1 25	Sulfurée bitumineuse.	H.-Pyrénées
Vittel	» 80	Sulfatée calcique.	Vosges.
Weilbach	» 75	Sulfureuse froide.	Forêt-Noire
Wildegg	1 50	Iodo bromurée.	Suisse.

UTILITÉ

DES

EAUX DE VICHY

L'action bienfaisante des Eaux se manifeste non-seulement dans les affections concernant les organes digestifs, mais encore dans toutes les maladies chroniques des organes abdominaux.

Ces Eaux minérales, en rendant le sang plus alcalin, lui font perdre une partie de sa coagulabilité ; il se meut alors avec plus de liberté dans ses canaux, et c'est par cette propriété que ces Eaux sont souveraines dans tous les cas d'engorgement et d'obstruction des viscères.

Ces Eaux doivent figurer aussi sur la table des personnes bien portantes ; leur usage évite souvent les malaises d'estomac après le repas. — C'est ce qui explique l'usage de ces Eaux minérales se propageant chez toutes les nations civilisées.

Quiconque a trouvé la santé en buvant les Eaux de Vichy aux sources mêmes, doit presque toujours en continuer l'emploi en revenant au régime habituel de la famille.

La dose ordinaire des Eaux de Vichy est de une à deux bouteilles par jour. Elles peuvent se boire, pendant les repas, pures ou mélangées avec le vin.

UTILITÉ DE L'USAGE

EAUX MINÉRALES NATURELLES

EN GENÉRAL.

Au point de vue du goût, de l'hygiène et de la santé, l'usage des Eaux minérales naturelles tend de plus en plus à se généraliser. C'est une conséquence naturelle de l'augmentation des centres de population, dont les eaux deviennent de moins en moins potables, hygiéniquement et gastronomiquement parlant ; chacun sait, en effet, que les filtres publics et domestiques sont insuffisants pour retirer des eaux toutes les matières insalubres qu'y mélangent constamment l'industrie et les usages domestiques ; on peut même ajouter que les filtres mal entretenus sont eux-mêmes une nouvelle cause d'altération.

Pour obvier à ces inconvénients, quelques personnes se servent d'Eaux minérales factices ; or, ce sont les eaux dont nous venons de parler qui servent à la fabrication de ces boissons.

Il est donc tout simple que l'usage des Eaux minérales naturelles à titre d'EAUX DE TABLE, comme Condillac, Saint-Galmier, Chateldon, Saint-Alban, Schwalheim, Seltz, Soultzmatt, tende de plus en plus à se généraliser.

La Compagnie de Vichy se charge d'expédier toutes les Eaux naturelles.

PASTILLES DIGESTIVES
DE
VICHY
Fabriquées par l'Etablissement Thermal
SOUS LE
CONTROLE DE L'ÉTAT

Les Pastilles de Vichy jouissent d'une réputation qui devient tous les jours plus grande. Cette réputation est justifiée par leur efficacité dans les cas si fréquents. de digestions difficiles, pénibles, laborieuses.

Les Pastilles de l'Établissement thermal de Vichy sont préparées à Vichy avec les **Sels minéraux naturels extraits des sources,** sous la SURVEILLANCE ET LE CONTROLE DE L'ÉTAT. Elles forment un bonbon d'un goût agréable, aident à l'action des eaux minérales, et sont un effet certain contre les aigreurs et les digestions pénibles. Elles soulagent les estomacs paresseux en saturant les acides des voix digestives.

Ces pastilles sont aromatisées à la Menthe, au Citron, à la Vanille, à la Rose, au baume de Tolu, à la fleur d'Oranger, à l'Anis ; elles se vendent aussi sans parfum.

Conserver dans un lieu sec et chaud et éviter l'humidité.

DOSE, 6 & 8 AVANT ET APRÈS LE REPAS
Boîtes de 1 et 2 francs.
La Boîte de 500 grammes : 5 francs.
Franco dans toute la France.

TIRE-BOUCHON

POUR LE **DÉBOUCHAGE** DES **BOUTEILLES D'EAU MINÉRALE**

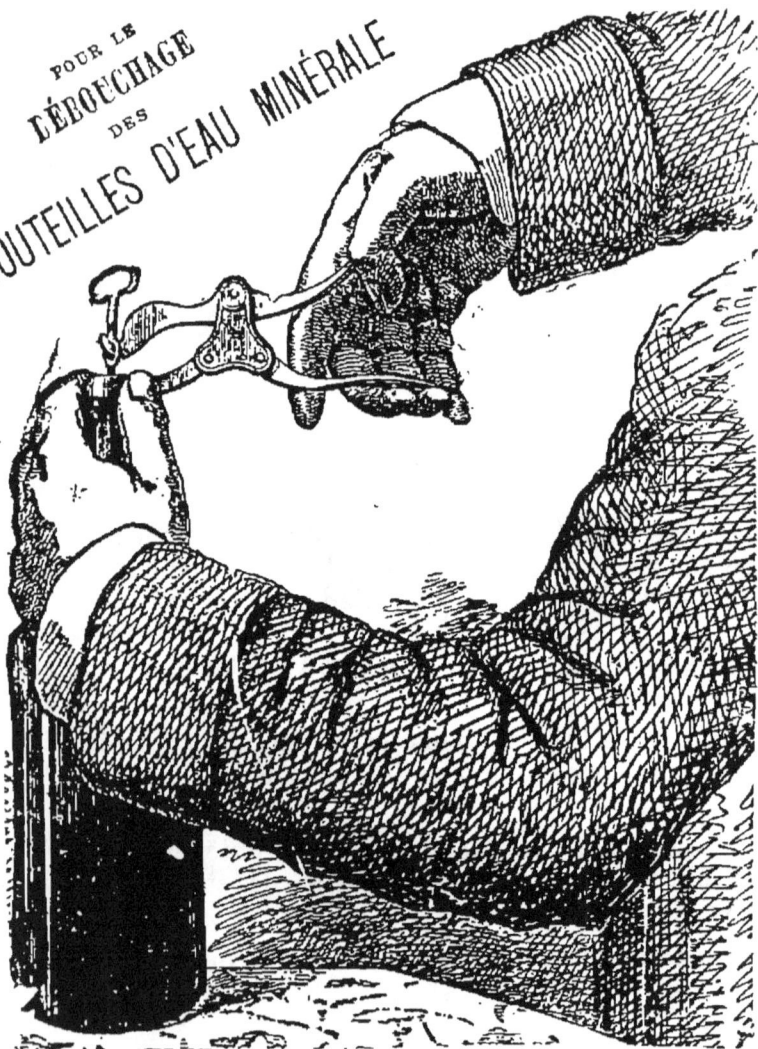

PRIX : 5 FRANCS

La perfection dans le bouchage est une des conditions essentielles de la conservation des Eaux minérales transportées ; mais la conséquence des précautions prises est un débouchage souvent presque impossible.

Les difficultés sont évitées au moyen de ce facile instrument qui consiste en un levier s'ajustant au Tire-Bouchon et prenant son point d'appui sur le goulot. Avec une très-légère pression de la main, le bouchon s'enlève sans effort et sans secousse, et les dépôts ou les gaz ne sont pas mis en mouvement.

Ce Tire-Bouchon s'expédie sur demande dans les caisses d'Eau minérale ou par la Poste, moyennant l'envoi du prix en un mandat ou en timbres-poste.

PARIS

MAISONS DE VENTES PRINCIPALES

22, boulevart Montmartre, et 12 rue des Francs-Bourgeois (Marais).

Prix de la caisse de 50 bout.
à Paris, 35 fr. — à Vichy, 30 fr.

Prix de la caisse d'Eau de Vichy de 80 bouteilles, dans les Succursales de la Compagnie de Vichy.

HAVRE
17, Grand-Quai.
38 fr.
TRANSIT ET COMMISSION
POUR LES AMÉRIQUES

TOULOUSE
7, boulevart d'Arcole.
40 fr.

RENNES
5, quai Châteaubriand.
40 fr.

ROCHEFORT
27, rue Saint-Hubert.
39 fr.

PARIS
187, rue Saint-Honoré.
35 fr.
Mêmes prix qu'aux Maisons de Vente de la Compagnie, 22 boulevart Montmartre, et 12, rue des Francs-Bourgeois.

STRASBOURG
37, faubourg de Saverne
38 fr.
TRANSIT ET COMMISSION
POUR L'ALLEMAGNE
RAPPORT DIRECT AVEC
TOUTES LES SOURCES
ALLEMANDES
Détail, 1, pl. de Broglie

LYON
5, place des Célestins.
32 fr. 50

BORDEAUX
86, rue Trésorerie.
38 fr.
Détail, 29, cours Tourny

BESANÇON
42, Grande-Rue.
36 fr. 50

MARSEILLE
9, rue Paradis.
37 fr.
Expédition générale, pour toute la France, des Eaux ferrugineuses d'OREZZA (Corse).
TRANSIT ET COMMISSION
POUR TOUTE
LA MÉDITERRANÉE.

NANTES
11, rue Boileau.
38 fr.
Saint-Nazaire
TRANSIT ET COMMISSION
POUR L'ESPAGNE ET
L'AMÉRIQUE

DIJON
4, rue Bannelier.
37 fr.

BREST
48, rue de la Rampe.
44 fr.

Les caisses de demi-bouteilles sont vendues 5 fr. de moins.

AVIS

L'Établissement thermal de Vichy
expédie les Eaux par caisse
de **80** bouteilles ou **80** demi-bouteilles

1° CONTRE REMBOURSEMENT

2° OU FRANCO DE TOUS FRAIS.

Pour recevoir *franco*, il suffit de joindre à
la demande un bon de poste ou des timbres
poste représentant le prix des Eaux rendues
à domicile.

ADRESSER LES DEMANDES

AU DIRECTEUR DE LA COMPAGNIE FERMIÈRE

DE

L'ÉTABLISSEMENT THERMAL DE VICHY

22, boulevart Montmartre, 22,

PARIS

A VICHY (Allier),

ou à la succursale la plus rapprochée.

(Voir page ci-contre.)